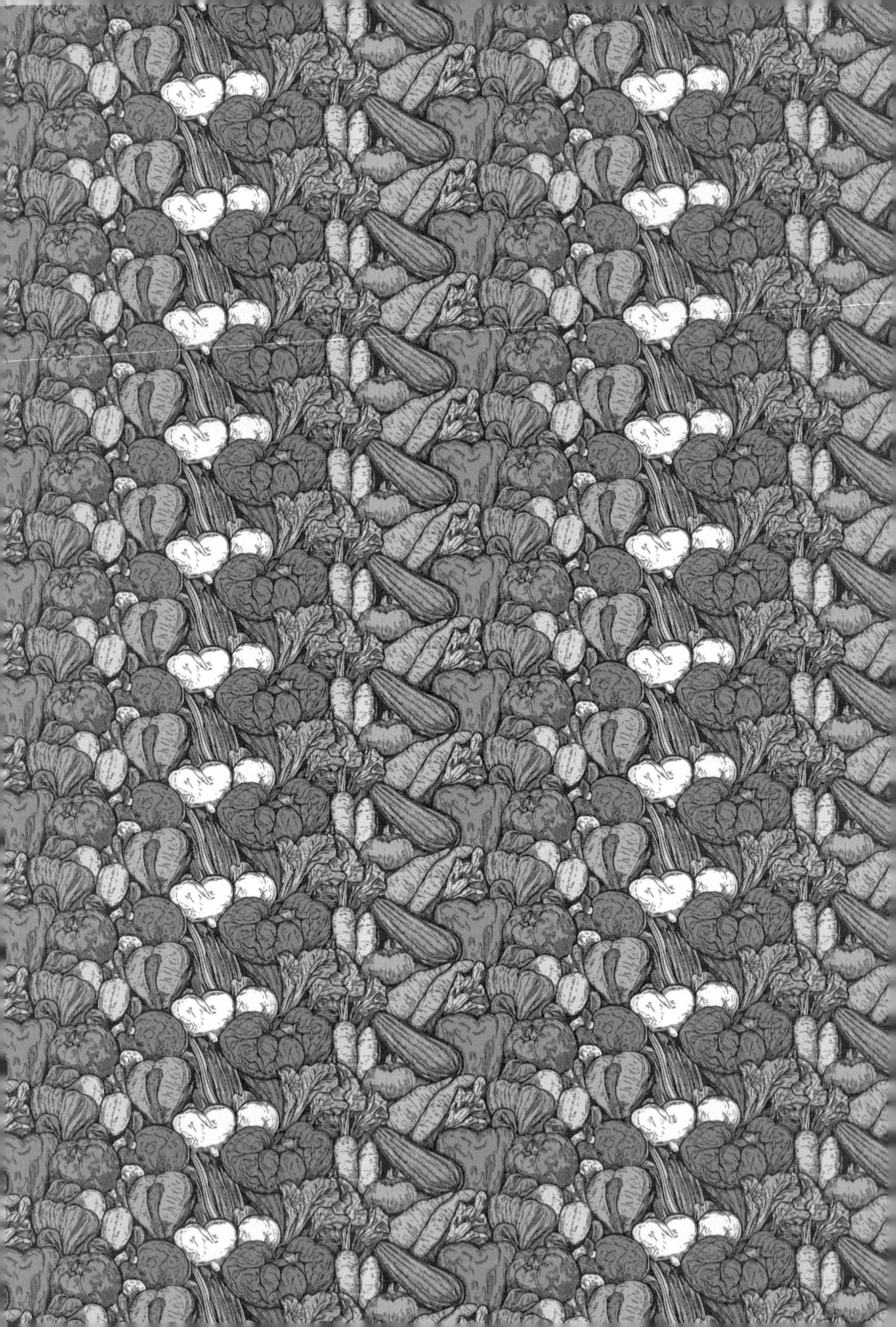

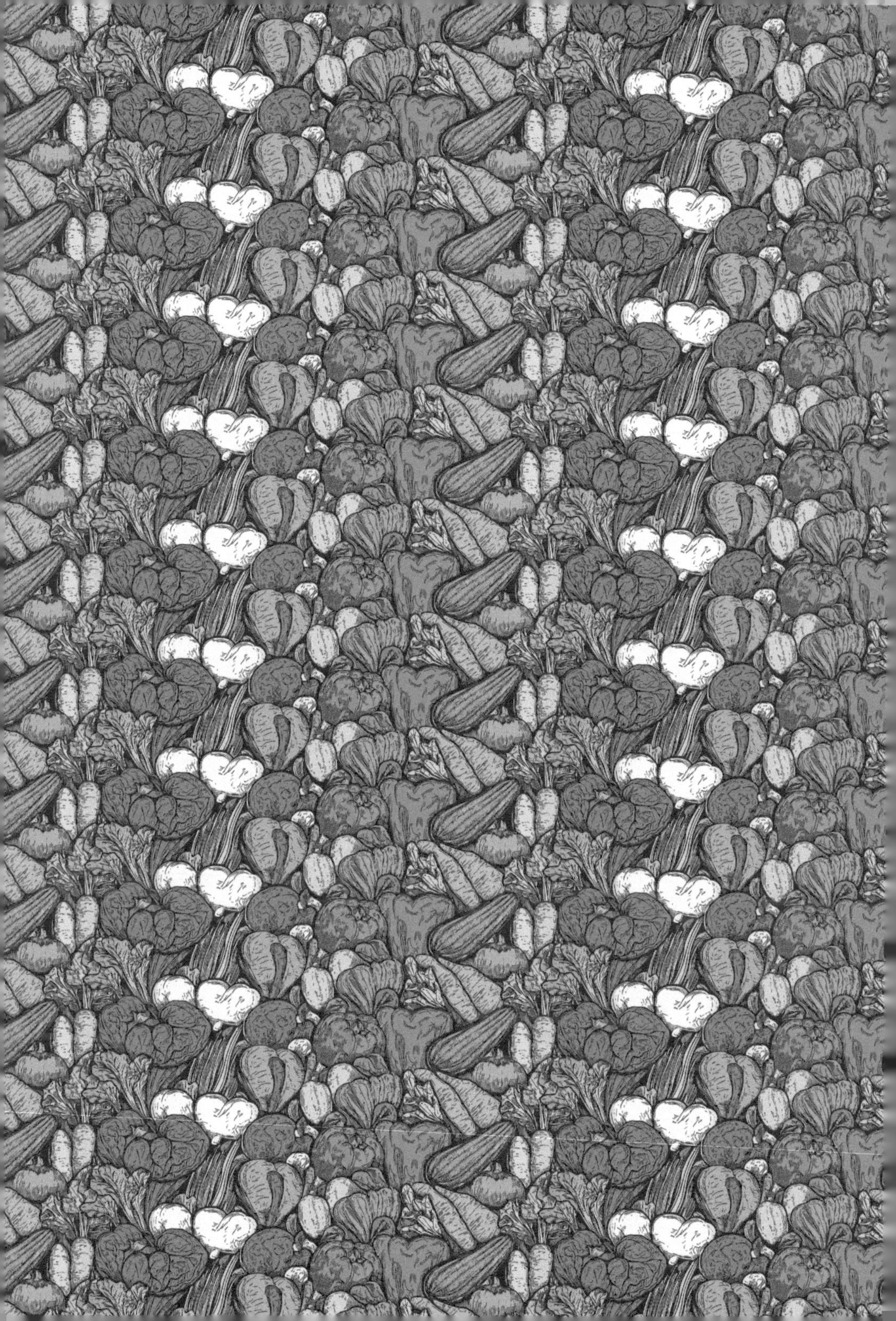

Impressum

Saage Media GmbH
c/o SpinLab – The HHL Accelerator
Spinnereistraße 7
04179 Leipzig, Germany
E-Mail: contact@SaageMedia.com
Web: www.SaageMedia.com
Commercial Register: Local Court Leipzig, HRB 42755 (Handelsregister: Amtsgericht Leipzig, HRB 42755)
Managing Director: Rico Saage (Geschäftsführer)
VAT ID Number: DE369527893 (USt-IdNr.)

Publisher: Saage Media GmbH
Veröffentlichung: 02.2025
Umschlagsgestaltung: Saage Media GmbH
ISBN-Softcover (de): 978-3-384-53386-9
ISBN-Ebook (de): 978-3-384-53387-6

Rechtliches / Hinweise

Die in diesem Buch aufgeführten externen Links und Quellenverweise wurden zum Zeitpunkt der Buchveröffentlichung geprüft. Auf die aktuellen und zukünftigen Gestaltungen und Inhalte der verlinkten Seiten hat der Autor keinen Einfluss. Für illegale, fehlerhafte oder unvollständige Inhalte sowie für Schäden, die durch die Nutzung oder Nichtnutzung der Informationen entstehen, haftet allein der Anbieter der verlinkten Website, nicht derjenige, der über Links auf die jeweilige Veröffentlichung verweist. Alle verwendeten externen Quellen sind im Literaturverzeichnis aufgeführt. Trotz sorgfältiger inhaltlicher Kontrolle übernehmen wir keine Haftung für die Inhalte externer Quellen. Für den Inhalt der zitierten Quellen sind ausschließlich deren Betreiber verantwortlich. Bilder und Quellen Dritter sind als solche gekennzeichnet. Die Vervielfältigung, Bearbeitung, Verbreitung und jede Art der Verwertung außerhalb der Grenzen des Urheberrechtes bedürfen der schriftlichen Zustimmung des jeweiligen Autors bzw. Erstellers.
Die Daten in den Diagrammen, die nicht explizit mit einer Quelle gekennzeichnet sind, basieren nicht auf Studien, sondern sind unverbindliche Annahmen zur besseren Visualisierung.
Dieses Buch wurde unter Verwendung von Künstlicher Intelligenz (KI) und anderen Tools erstellt. Unter anderem wurden Tools für die Recherche, das Schreiben/Lektorieren und die Generierung der dekorativen Illustrationen eingesetzt. Trotz Kontrolle können Fehler nicht vollständig ausgeschlossen werden. Wir möchten betonen, dass der Einsatz von KI als unterstützendes Werkzeug dient, um unseren Lesern ein qualitativ hochwertiges und inspirierendes Leseerlebnis zu bieten.

Die in diesem Buch enthaltenen Quellenverweise und Zitate wurden sorgfältig recherchiert und sinngemäß wiedergegeben. Die Interpretation und Darstellung der zitierten Inhalte spiegelt die Auffassung des Autors wider und muss nicht zwangsläufig mit der Intention oder Meinung der ursprünglichen Autoren übereinstimmen. Bei sinngemäßen Zitaten wurden die Kernaussagen der Originalquellen nach bestem Wissen und Gewissen in den Kontext dieses Werkes eingebettet, können jedoch durch die Übertragung und Vereinfachung von den ursprünglichen Formulierungen und Bedeutungsnuancen abweichen. Alle verwendeten Quellen sind im Literaturverzeichnis vollständig aufgeführt und können dort im Original nachgelesen werden. Die Verantwortung für die Interpretation und kontextuelle Einbettung der zitierten Inhalte liegt beim Autor dieses Buches. Bei wissenschaftlichen Fragestellungen und Detailinformationen wird empfohlen, die Originalquellen zu konsultieren. Der Autor hat sich bemüht, komplexe wissenschaftliche Sachverhalte allgemeinverständlich darzustellen. Dabei können Vereinfachungen und Verallgemeinerungen nicht ausgeschlossen werden. Für die fachliche Richtigkeit und Vollständigkeit der vereinfachten Darstellungen kann keine Gewähr übernommen werden. Die sinngemäße Wiedergabe von Zitaten und wissenschaftlichen Erkenntnissen erfolgt gewissenhaft unter Beachtung des Zitatrechts gemäß § 51 UrhG sowie aller relevanten urheberrechtlichen Bestimmungen anderer Länder. Bei der Vereinfachung, Übertragung und gegebenenfalls Übersetzung wissenschaftlicher Inhalte in eine allgemeinverständliche Sprache können Bedeutungsnuancen und fachliche Details verloren gehen. Der Autor erhebt keinen Anspruch auf die Rechte der zitierten Werke und respektiert sämtliche Urheberrechte der Originalautoren. Sollte eine unerlaubte Nutzung festgestellt werden, bittet der Autor um Mitteilung, um entsprechende Maßnahmen zu ergreifen. Für akademische Zwecke und bei der Verwendung als wissenschaftliche Referenz wird ausdrücklich empfohlen, auf die Originalquellen zurückzugreifen. Die vereinfachte Darstellung dient ausschließlich der populärwissenschaftlichen Information.

Die in diesem Buch enthaltenen Informationen zu Cholesterin, Blutfettwerten und Ernährung wurden sorgfältig recherchiert, jedoch können sich medizinische Erkenntnisse und Ernährungsempfehlungen im Laufe der Zeit ändern. Eine Gewähr für die Aktualität, Richtigkeit und Vollständigkeit der bereitgestellten Informationen kann nicht übernommen werden. Die vorgestellten Ernährungspläne und Empfehlungen zur Cholesterinsenkung sind allgemeiner Natur und ersetzen nicht die individuelle Beratung durch Ärzte, Ernährungsberater oder andere qualifizierte Gesundheitsexperten. Insbesondere bei bestehenden Vorerkrankungen wie Diabetes, Bluthochdruck oder Stoffwechselstörungen ist eine ärztliche Abklärung vor Umsetzung der Ernährungsempfehlungen zwingend erforderlich. Für gesundheitliche Schäden oder Folgeschäden, die aus der Anwendung der in diesem Buch enthaltenen Informationen resultieren, wird keine Haftung übernommen. Die Umsetzung der Ernährungsempfehlungen erfolgt auf eigenes Risiko. Die verwendeten Markennamen, Produktbezeichnungen und Firmennamen können markenrechtlich geschützt sein und werden ohne Gewährleistung der freien Verwendbarkeit benutzt. Die im Buch verwendeten Nährwerttabellen und wissenschaftlichen Quellen sind im Anhang aufgeführt und urheberrechtlich geschützt. Bei akuten gesundheitlichen Beschwerden, stark erhöhten Cholesterinwerten oder anderen Stoffwechselstörungen sollte umgehend ein Arzt aufgesucht werden. Die Informationen in diesem Buch sind kein Ersatz für eine professionelle medizinische Diagnose und Behandlung.

Bendis Saage

Cholesterin natürlich senken: Blutfettwerte & Ernährung in Balance

Der praktische Ratgeber zu cholesterinarmer Ernährung bei Bluthochdruck, Übergewicht und Diabetes - Mit Tabellen und Ernährungsplänen

110 Quellen
41 Diagramme
56 Bilder
7 Illustrationen

Liebe Leserinnen, liebe Leser,

von Herzen danken wir Ihnen, dass Sie sich für dieses Buch entschieden haben. Mit Ihrer Wahl haben Sie uns nicht nur Ihr Vertrauen geschenkt, sondern auch einen Teil Ihrer wertvollen Zeit. Das wissen wir sehr zu schätzen.

Erhöhte Cholesterinwerte betreffen heute jeden dritten Erwachsenen - mit steigender Tendenz. Doch was bedeutet das für die eigene Gesundheit? Dieses praxisnahe Fachbuch zeigt, wie sich erhöhte Blutfettwerte durch gezielte Ernährungsumstellung und Lebensstiländerungen auf natürliche Weise regulieren lassen. Besonders wertvoll für Menschen mit Bluthochdruck, Übergewicht oder Diabetes: Der Ratgeber berücksichtigt die speziellen Anforderungen bei diesen Begleiterkrankungen. Mit wissenschaftlich fundierten Ernährungsplänen, übersichtlichen Cholesterin-Tabellen und alltagstauglichen Rezepten macht das Buch die Umsetzung einer cholesterinbewussten Ernährung leicht. Die Integration von Bewegung und Stressmanagement rundet das ganzheitliche Konzept ab. Ein verlässlicher Begleiter auf dem Weg zu ausgewogenen Blutfettwerten - mit konkreten Handlungsempfehlungen für mehr Vitalität und Wohlbefinden. Starten Sie jetzt Ihren Weg zu gesünderen Cholesterinwerten!

Dieser Ratgeber bietet Ihnen verständlich aufbereitete und praxisnahe Informationen zu einem komplexen Thema. Dank selbst entwickelter digitaler Tools, die auch neuronale Netze nutzen, konnten wir umfangreiche Recherchen durchführen. Die Inhalte wurden optimal strukturiert und bis zur finalen Fassung ausgestaltet, um Ihnen einen fundierten und leicht zugänglichen Überblick zu ermöglichen. Das Ergebnis: Sie erhalten einen umfassenden Einblick und profitieren von klaren Erklärungen und anschaulichen Beispielen. Auch die visuelle Gestaltung wurde durch diese fortschrittliche Methode optimiert, damit Sie die Informationen schnell erfassen und nutzen können.

Wir bemühen uns um höchste Genauigkeit, sind aber für jeden Hinweis auf mögliche Fehler dankbar. Besuchen Sie unsere Website, um die aktuellsten Korrekturen und Ergänzungen zu diesem Buch zu finden. Diese werden auch in zukünftigen Auflagen berücksichtigt.

Wir hoffen, Sie haben viel Freude beim Lesen und entdecken Neues! Sollten Sie Anregungen, Kritik oder Fragen haben, freuen wir uns über Ihre Rückmeldung. Nur durch den aktiven Austausch mit Ihnen, den Lesern, können zukünftige Auflagen und Werke noch besser werden. Bleiben Sie neugierig!

Bendis Saage

Saage Media GmbH - Team

- www.SaageBooks.com/de
- support@saagemedia.com
- Spinnereistraße 7 - c/o SpinLab – The HHL Accelerator, 04179 Leipzig, Germany

Schnell zum Wissen

Für ein optimales Leseerlebnis möchten wir Sie mit den wichtigsten Merkmalen dieses Buches vertraut machen:

- **Modularer Aufbau:** Jedes Kapitel ist in sich abgeschlossen und kann unabhängig von den anderen gelesen werden.
- **Fundierte Recherche:** Alle Kapitel basieren auf gründlicher Recherche und sind mit wissenschaftlichen Quellenangaben belegt. Die in den Diagrammen dargestellten Daten dienen der besseren Visualisierung und beruhen auf Annahmen, nicht auf den in den Quellen angegebenen Daten. Eine umfassende Liste der Quellen und Bildnachweise befindet sich im Anhang.
- **Verständliche Terminologie:** Unterstrichene Fachbegriffe werden im Glossar erläutert.
- **Kapitelzusammenfassungen:** Am Ende jedes Kapitels finden Sie prägnante Zusammenfassungen, die Ihnen einen Überblick über die wichtigsten Punkte geben.
- **Konkrete Handlungsempfehlungen:** Jedes Subkapitel schließt mit einer Liste konkreter Ratschläge ab, die Ihnen helfen sollen, das Gelernte in die Praxis umzusetzen.

Zusätzliche Bonus-Materialien auf unserer Website

Auf unserer Website planen wir Ihnen folgende exklusive Materialien zur Verfügung zu stellen:

- Bonusinhalte und zusätzliche Kapitel
- Eine kompakte Gesamtzusammenfassung
- Eine Hörspiel Version. (In Planung)

Die Website befindet sich derzeit noch im Aufbau.

www.SaageBooks.com/de/cholesterin_senken-bonus-EC9USH

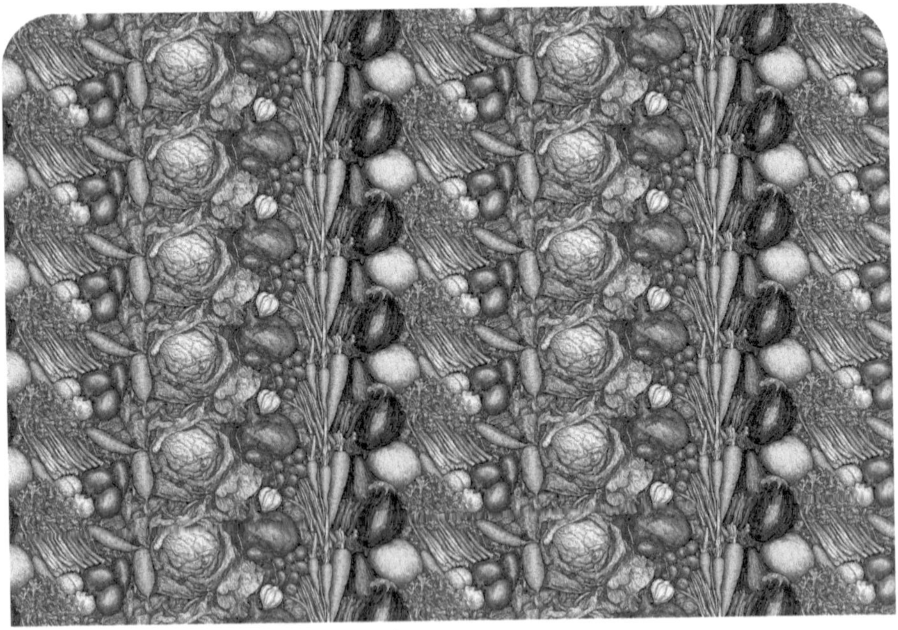

Inhaltsverzeichnis

- 2. Ernährungsumstellung planen
  - 2. 1 Cholesterinarme Lebensmittel
    - Pflanzliche Alternativen
    - Gesunde Eiweißquellen
    - Ballaststoffreiche Kost
  - 2. 2 Fettreduzierte Zubereitung
    - Schonende Garmethoden
    - Gesunde Öle verwenden
    - Fettarme Alternativen
  - 2. 3 Mahlzeitenplanung
    - Portionsgrößen optimieren
    - Zwischenmahlzeiten gestalten
    - Wochenpläne erstellen

1. Grundlagen der Cholesterinregulierung

Warum steigt bei manchen Menschen der Cholesterinspiegel trotz gesunder Ernährung kontinuierlich an? Der menschliche Körper verfügt über ein komplexes System zur Regulierung der Blutfettwerte, das von zahlreichen Faktoren beeinflusst wird. Neben der Ernährung spielen dabei genetische Veranlagung, Stoffwechselprozesse und hormonelle Steuerung eine zentrale Rolle. Die Interpretation von Laborwerten ermöglicht einen tiefen Einblick in dieses faszinierende Zusammenspiel verschiedener Körperfunktionen. Erst das Verständnis dieser grundlegenden Mechanismen eröffnet den Weg zu einer wirksamen und nachhaltigen Cholesterinregulierung.

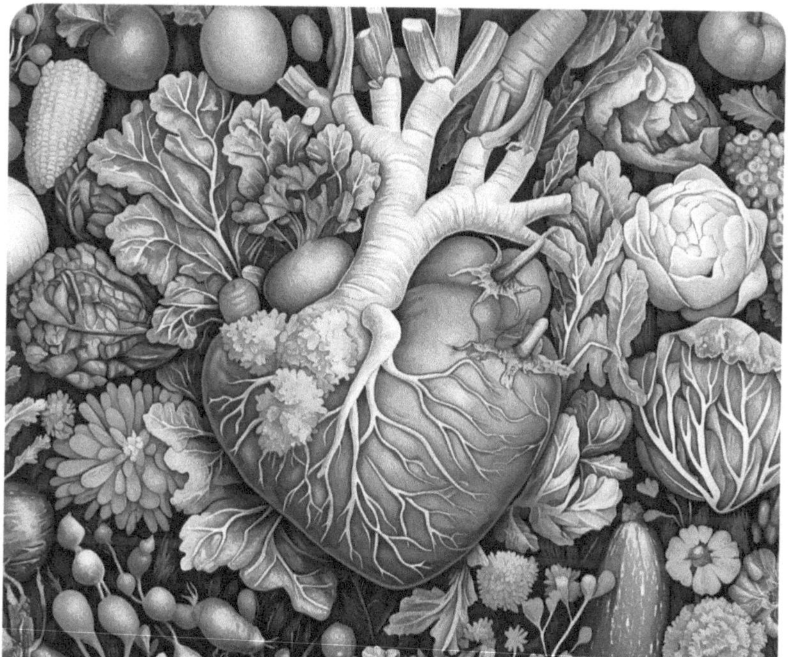

1. 1 Risikofaktoren verstehen

Erhöhte Cholesterinwerte bergen erhebliche Gesundheitsrisiken, insbesondere für das Herz-Kreislauf-System. Bluthochdruck, Übergewicht, Diabetes und weitere Stoffwechselstörungen beeinflussen sich gegenseitig und verstärken die negativen Auswirkungen auf Gefäße und Organe. Dieses Kapitel beleuchtet die komplexen Zusammenhänge dieser Risikofaktoren und deren Bedeutung für Ihre Gesundheit. Verstehen Sie die Ursachen, um Ihre Cholesterinwerte effektiv und nachhaltig zu regulieren.

Das Verständnis der Zusammenhänge zwischen Bluthochdruck, Übergewicht, Diabetes und Cholesterinwerten ist entscheidend, um das individuelle Risiko für Herz-Kreislauf-Erkrankungen zu bewerten und gezielte Maßnahmen zur Risikoreduktion zu ergreifen.

Bluthochdruck als Begleiterkrankung

Bluthochdruck tritt häufig zusammen mit anderen Erkrankungen auf und verstärkt das Risiko für vaskuläre Komplikationen [s1]. Er ist ein Faktor, der die Sterblichkeit durch Herz-Kreislauf-Erkrankungen beeinflusst [s2]. Für Menschen mit Bluthochdruck ist die Integration der Blutdruckkontrolle in die gesamte Behandlungsstrategie entscheidend, um langfristige Gesundheitsrisiken zu minimieren [s1]. Ein erhöhter Natriumkonsum steht im Zusammenhang mit Bluthochdruck. Schon eine Reduktion der Natriumaufnahme kann den Blutdruck senken [s2]. Ein Beispiel hierfür wäre, Fertiggerichte mit oft hohem Natriumgehalt durch selbstgekochtes Essen mit frischen Zutaten zu ersetzen. Neben der Ernährung spielt regelmäßige Bewegung eine wichtige Rolle, wobei aerobe Übungen oft effektiver sind [s1]. Die Kombination aus Gewichtsreduktion und Bewegung kann die Blutdruckkontrolle zusätzlich verbessern [s1]. Bluthochdruck ist zudem Teil des metabolischen Syndroms, einer Kombination verschiedener Stoffwechselstörungen [s3]. Zur Diagnose dieses Syndroms müssen mindestens drei dieser Störungen, darunter Bluthochdruck, vorliegen [s3]. Patienten mit metabolischem Syndrom haben ein deutlich erhöhtes Risiko für Arteriosklerose und Diabetes [s3]. Insulinresistenz und viszerale Fettleibigkeit, beides zentrale Aspekte des metabolischen Syndroms, beeinflussen den Blutdruck [s3]. Die Behandlung von Bluthochdruck im Kontext des metabolischen Syndroms erfordert eine Kombination aus Lebensstiländerungen und gegebenenfalls Medikamenten [s3]. Auch Übergewicht, Diabetes und erhöhte Blutfette beeinflussen den Blutdruck und das Risiko für Herz-Kreislauf-Erkrankungen [s4] [s5]. Besonders das viszerale Fettgewebe im Bauchbereich ist ein Risikofaktor [s5]. Lebensstiländerungen, wie Gewichtsabnahme und mehr Bewegung, können den Blutdruck und die damit verbundenen Risiken senken [s4] [s5]. Die Messung des Taillenumfangs bietet zusätzlich zum BMI eine bessere

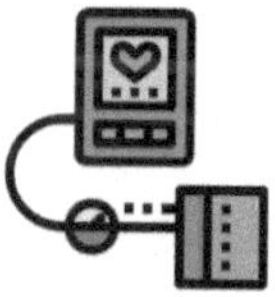

Risikobewertung für Bluthochdruck und Herz-Kreislauf-Erkrankungen [s5]. Eine pflanzenbasierte Ernährung mit viel Obst und Gemüse wird empfohlen, da sie positive Effekte auf den Blutdruck hat, möglicherweise aufgrund ihrer entzündungshemmenden und antioxidativen Eigenschaften [s2].

Gut zu wissen

Antioxidativ

Antioxidantien sind Substanzen, die Zellen vor Schäden durch freie Radikale schützen. Freie Radikale sind instabile Moleküle, die im Körper entstehen und zu Zellschäden und Entzündungen beitragen können. Eine Ernährung reich an Antioxidantien, wie sie in Obst und Gemüse vorkommt, kann dazu beitragen, das Risiko für chronische Krankheiten, einschließlich Herz-Kreislauf-Erkrankungen, zu reduzieren.

Metabolisches Syndrom

Das metabolische Syndrom ist eine Kombination aus verschiedenen Stoffwechselstörungen, die das Risiko für Herz-Kreislauf-Erkrankungen, Typ-2-Diabetes und Schlaganfall erhöhen. Ein erhöhter Cholesterinspiegel ist häufig Teil dieses Syndroms. Änderungen des Lebensstils, wie eine gesunde Ernährung und regelmäßige Bewegung, sind entscheidend für die Behandlung und Prävention.

Viszerale Fettleibigkeit

Viszerale Fettleibigkeit bezeichnet die Ansammlung von Fettgewebe im Bauchraum, das die inneren Organe umgibt. Dieses Fettgewebe ist metabolisch aktiv und produziert Hormone und Entzündungsstoffe, die das Risiko für Herz-Kreislauf-Erkrankungen, Insulinresistenz und erhöhte Cholesterinwerte erhöhen. Eine Reduktion des viszeralen Fetts durch gesunde Ernährung und Bewegung ist daher wichtig.

Blutdruck und Cholesterin - Risikofaktoren

Auswirkungen des Lebensstils auf den Blutdruck

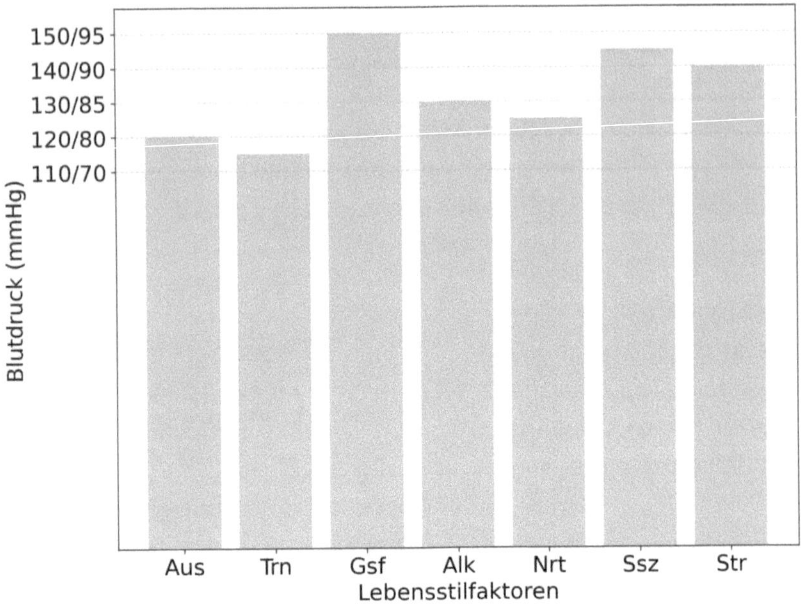

Alk: Begrenzter Alkoholkonsum

Aus: Ausgewogene Ernährung (natriumarm, ballaststoffreich)

Gsf: Ernährung reich an gesättigten Fettsäuren

Nrt: Nichtraucher

Ssz: Sitzende Lebensweise

Str: Hoher Stresspegel

Trn: Regelmäßiges Training (über 30 Min./Tag)

Dieses Diagramm veranschaulicht den Zusammenhang zwischen Lebensgewohnheiten und Blutdruckwerten. Personen mit gesünderen Gewohnheiten weisen tendenziell einen niedrigeren Blutdruck auf, was die Bedeutung von Änderungen des Lebensstils bei der Behandlung von Bluthochdruck und Cholesterinspiegel unterstreicht. Insbesondere regelmäßige Bewegung und eine ausgewogene Ernährung zeigen einen starken Zusammenhang mit gesünderen Blutdruckwerten.

Übergewicht und Stoffwechsel

Übergewicht beeinflusst den Stoffwechsel auf vielschichtige Weise. Ein dauerhaftes Kalorienplus führt zu einer vermehrten Einlagerung von Fettgewebe, insbesondere im Bauchraum [s6]. Dieses viszerale Fett ist metabolisch aktiver als subkutanes Fett und setzt vermehrt Botenstoffe frei, die Entzündungsprozesse fördern und die Insulinempfindlichkeit herabsetzen [s7]. Insulinresistenz wiederum begünstigt nicht nur Typ-2-Diabetes [s8], sondern auch weitere Stoffwechselstörungen. So stört sie die Glukosehomöostase, also die Fähigkeit des Körpers, den Blutzuckerspiegel konstant zu halten [s9]. Ein erhöhter Blutzuckerspiegel schädigt auf Dauer die Gefäße und erhöht das Risiko für Herz-Kreislauf-Erkrankungen. Die Zusammensetzung der Nahrung spielt ebenfalls eine entscheidende Rolle: Während raffinierte Kohlenhydrate den Insulinspiegel schnell ansteigen lassen und Übergewicht fördern [s9], wirken Ballaststoffe diesem Effekt entgegen und unterstützen eine gesunde Darmflora [s10]. Eine ballaststoffreiche Ernährung mit Vollkornprodukten, Obst und Gemüse kann daher die Insulinempfindlichkeit verbessern und das Risiko für Typ-2-Diabetes senken. Z.B. kann der Austausch von Weißbrot durch Vollkornbrot und der vermehrte Verzehr von Gemüse zu den Mahlzeiten bereits einen positiven Effekt haben. Zusätzlich beeinflusst die Darmflora, das Mikrobiom, den Stoffwechsel und die Gewichtskontrolle [s6]. Eine unausgewogene Darmflora, eine sogenannte Dysbiose, kann Entzündungsprozesse verstärken und die Nährstoffaufnahme verändern.

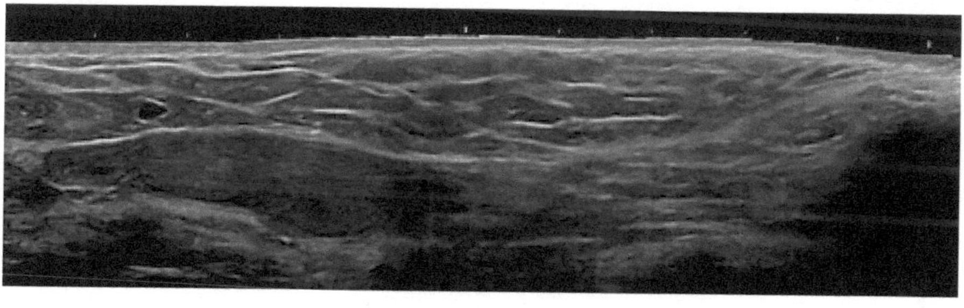

Subkutanes Fett [i1]

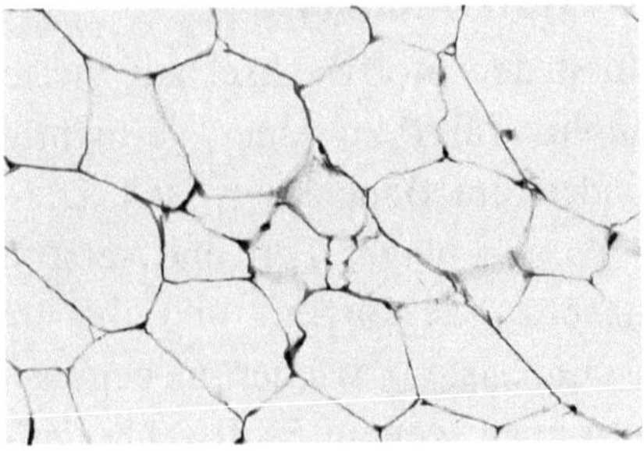

Viszerales Fett [i2]

Gut zu wissen

Glukosehomöostase

Glukosehomöostase beschreibt die Fähigkeit des Körpers, den Blutzuckerspiegel in einem engen Bereich konstant zu halten. Eine gestörte Glukosehomöostase kann zu erhöhten Blutzuckerwerten und langfristig zu gesundheitlichen Problemen wie Diabetes führen. Eine ausgewogene Ernährung und regelmäßige Bewegung unterstützen die Glukosehomöostase und tragen zur natürlichen Senkung des Cholesterinspiegels bei.

Insulinresistenz

Insulinresistenz liegt vor, wenn die Körperzellen nicht mehr ausreichend auf das Hormon Insulin reagieren. Dadurch kann der Zucker aus dem Blut nicht effektiv in die Zellen aufgenommen werden, was zu erhöhten Blutzuckerwerten führt und das Risiko für Typ-2-Diabetes und Herz-Kreislauf-Erkrankungen steigert. Eine natürliche Senkung des Cholesterinspiegels kann die Insulinresistenz positiv beeinflussen.

Subkutanes Fett

Subkutanes Fett befindet sich direkt unter der Haut. Im Gegensatz zu viszeralem Fett ist es weniger metabolisch aktiv und stellt ein geringeres Risiko für Stoffwechselerkrankungen dar. Dennoch ist ein gesundes Körpergewicht wichtig für einen ausgeglichenen Cholesterinspiegel.

BMI vs. Gesamtcholesterin

Zusammenhang zwischen BMI und Gesamtcholesterinspiegel.

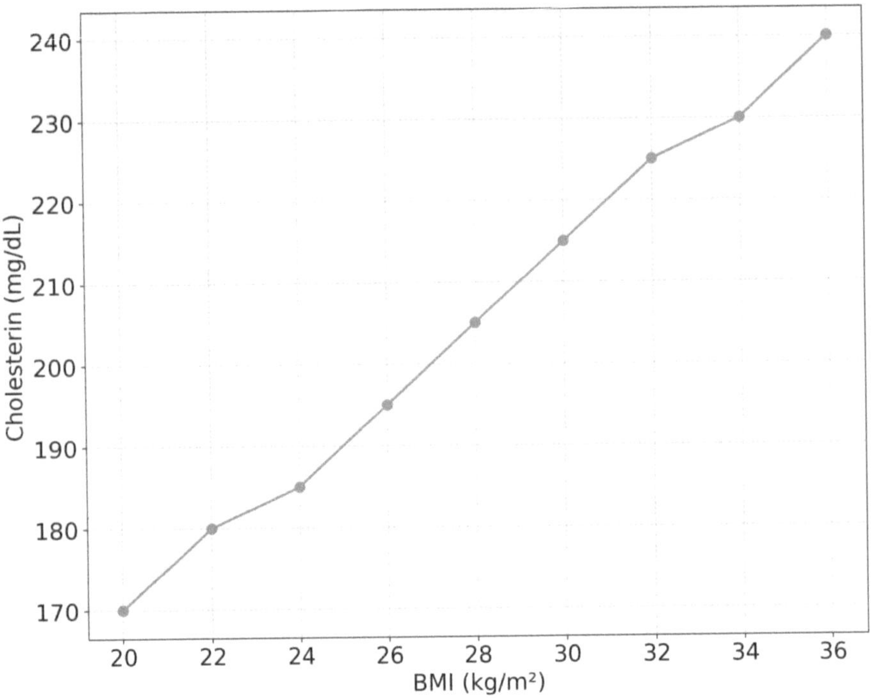

Während das Diagramm einen allgemeinen Trend zu steigendem Cholesterin mit höherem BMI zeigt, ist es wichtig zu beachten, dass dies eine vereinfachte Darstellung ist und die individuellen Ergebnisse variieren können. Andere Faktoren wie Ernährung, Genetik und Bewegung spielen eine wichtige Rolle. Diese Korrelation impliziert keine Kausalität und ein gesunder BMI garantiert kein niedriges Cholesterin, noch bedeutet ein höherer BMI immer ein hohes Cholesterin. Weitere Untersuchungen sind für Personen erforderlich, die über ihren Cholesterinspiegel besorgt sind.

Diabetes und Cholesterinspiegel

Diabetes beeinflusst den Cholesterinhaushalt maßgeblich und erhöht das Risiko für Herz-Kreislauf-Erkrankungen, besonders bei Frauen [s11]. Ein erhöhter Blutzuckerspiegel schädigt die Gefäßwände und begünstigt die Entstehung von Arteriosklerose. Gleichzeitig verändert Diabetes das Verhältnis der verschiedenen Cholesterin-Fraktionen. Das LDL-Cholesterin, bekannt als "schlechtes" Cholesterin, wird vermehrt oxidiert, was es besonders schädlich für die Gefäße macht und die Bildung von Ablagerungen, sogenannten Plaques, fördert [s12]. HDL-Cholesterin, das "gute" Cholesterin, welches LDL aus dem Blutkreislauf entfernt, ist bei Diabetikern oft vermindert. Diese Kombination aus geschädigten Gefäßen, oxidiertem LDL und niedrigem HDL beschleunigt die Arteriosklerose und steigert das Risiko für Herzinfarkt und Schlaganfall. Zusätzlich erhöht Diabetes das Risiko für Nierenerkrankungen [s12], die wiederum das Herz-Kreislauf-System belasten. Eine konsequente Blutzuckerkontrolle ist daher essenziell, um diese Risiken zu minimieren. Eine Ernährungsumstellung, z.B. die Reduktion von gesättigten Fettsäuren und Cholesterin durch den verstärkten Verzehr von pflanzlichen Lebensmitteln, wie in der TLC-Diät empfohlen [s13], kann sowohl den Cholesterinspiegel als auch den Blutzucker positiv beeinflussen und so das Gesamtrisiko senken. Werden bei einer Routineuntersuchung erhöhte Cholesterinwerte festgestellt, sollte auch ein Diabetes-Test in Erwägung gezogen werden, um ein umfassendes Bild des Gesundheitszustands zu erhalten und gegebenenfalls frühzeitig mit entsprechenden Maßnahmen beginnen zu können [s11].

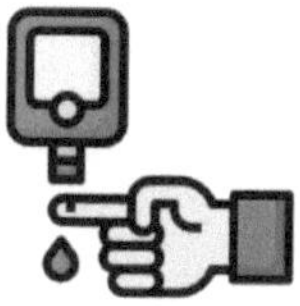

Gesättigte Fettsäuren

Eine Art von Fett, die hauptsächlich in tierischen Produkten wie Fleisch, Milchprodukten und Butter vorkommt. Eine hohe Aufnahme von gesättigten Fettsäuren kann den LDL-Cholesterinspiegel erhöhen.

Herz-Kreislauf-Erkrankungen

Beinhalten eine Reihe von Erkrankungen, die das Herz und die Blutgefäße betreffen, wie z. B. koronare Herzkrankheit, Schlaganfall und periphere arterielle Verschlusskrankheit. Erhöhte Cholesterinwerte sind ein wichtiger Risikofaktor für diese Erkrankungen.

TLC-Diät

Therapeutic Lifestyle Changes Diät. Ein Ernährungsplan, der entwickelt wurde, um den Cholesterinspiegel zu senken. Sie konzentriert sich auf den Verzehr von Obst, Gemüse, Vollkornprodukten und magerem Eiweiß sowie auf die Begrenzung von gesättigten und Transfetten.

Korrelation zwischen HbA1c und LDL-Cholesterin

Illustrative Korrelation zwischen HbA1c- und LDL-Werten.

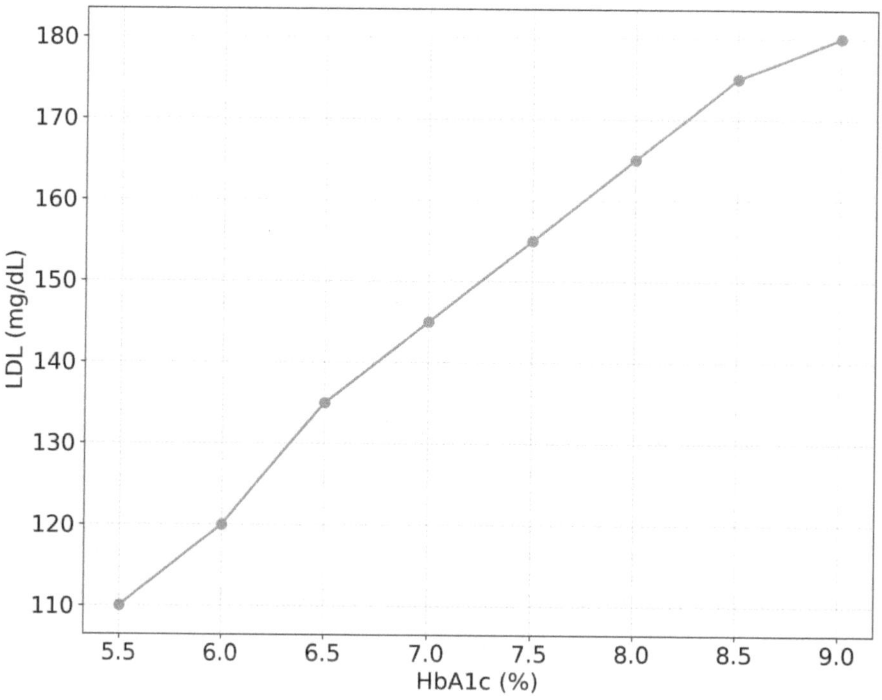

Dieses Diagramm zeigt eine mögliche positive Korrelation zwischen HbA1c und LDL-Cholesterin. Höhere HbA1c-Werte, die auf eine schlechtere Blutzuckerkontrolle hindeuten, sind tendenziell mit höheren LDL-Cholesterinwerten verbunden. Dies unterstreicht die Bedeutung der Kontrolle des Blutzuckerspiegels zur Verbesserung der kardiovaskulären Gesundheit. Hinweis: Dies ist eine illustrative Korrelation und die individuellen Ergebnisse können variieren.

Konkrete Ratschläge

- Verfolgen Sie Ihre Cholesterinwerte über einen längeren Zeitraum, um individuelle Schwankungen und Trends zu erkennen.
- Führen Sie ein Ernährungstagebuch, um Zusammenhänge zwischen Ihrer Ernährung und Ihren Cholesterinwerten zu identifizieren.
- Tauschen Sie sich regelmäßig mit Ihrem Arzt oder einer Ernährungsberaterin über Ihre Cholesterinwerte und mögliche Risikofaktoren aus.
- Informieren Sie sich über die Cholesterinwerte Ihrer Familie, um genetische Prädispositionen zu berücksichtigen.
- Lernen Sie Entspannungstechniken, um Stress zu reduzieren, da dieser den Cholesterinspiegel beeinflussen kann.
- Integrieren Sie regelmäßige Bewegung in Ihren Alltag, selbst kurze Spaziergänge können positive Auswirkungen haben.
- Experimentieren Sie mit cholesterinfreundlichen Rezepten und entdecken Sie neue Lebensmittel, die Ihnen schmecken.
- Bauen Sie regelmäßige Treffen mit Freunden und Familie ein, da soziale Unterstützung die Motivation zur Änderung des Lebensstils fördern kann.
- Reflektieren Sie Ihre Fortschritte und Herausforderungen, um Ihre Strategie zur Cholesterinregulierung kontinuierlich zu optimieren.
- Setzen Sie sich realistische Ziele und belohnen Sie sich für erreichte Meilensteine, um Ihre Motivation zu erhalten.
- Achten Sie auf ausreichend Schlaf, da Schlafstörungen den Cholesterinhaushalt beeinflussen können.
- Erkunden Sie alternative Heilmethoden wie Yoga oder Meditation, um Ihr Wohlbefinden ganzheitlich zu fördern.

1. 2 Begleiterkrankungen erkennen

Ein erhöhter Cholesterinspiegel tritt selten isoliert auf. Begleiterkrankungen wie Gicht, Diabetes oder Bluthochdruck teilen oft gemeinsame Risikofaktoren und beeinflussen sich gegenseitig. Diese Wechselwirkungen zu verstehen ist entscheidend für eine erfolgreiche Cholesterinregulierung und die Vermeidung schwerwiegender Folgeerkrankungen wie Arterienverkalkung. Erfahren Sie im Folgenden, welche Begleiterkrankungen relevant sind und wie sie die Cholesterinwerte beeinflussen.

Bei der Regulierung des Cholesterinspiegels ist es wichtig, Begleiterkrankungen wie Gicht, Diabetes und Bluthochdruck zu erkennen und zu behandeln, da diese den Cholesterinspiegel und das Risiko für Herz-Kreislauf-Erkrankungen beeinflussen können.

Gicht und Fettstoffwechsel

Ein erhöhter Harnsäurespiegel im Blut, Hyperurikämie genannt, ist die Grundlage für die Entstehung von Gicht. Diese Stoffwechselstörung entsteht, wenn der Körper zu viel Harnsäure produziert oder die Nieren sie nicht ausreichend ausscheiden können. Die Harnsäure kristallisiert und lagert sich in Gelenken ab, was zu schmerzhaften Entzündungen führt [s14]. Interessanterweise besteht ein Zusammenhang zwischen Gicht und Fettstoffwechselstörungen. Beide Erkrankungen teilen gemeinsame Risikofaktoren wie Übergewicht, ungesunde Ernährung und verminderte Nierenfunktion. Die Regulation der Harnsäure ist eng mit dem Stoffwechsel verbunden, insbesondere mit dem Fettstoffwechsel [s14]. Eine Ernährung reich an Purinen, die im Körper zu Harnsäure abgebaut werden, erhöht das Gichtrisiko. Purinreiche Lebensmittel umfassen rotes Fleisch, Innereien und bestimmte Meeresfrüchte. Gleichzeitig kann eine fettreiche Ernährung die Nierenfunktion beeinträchtigen und so die Harnsäureausscheidung behindern. Die Nieren sind für die Ausscheidung von etwa zwei Dritteln der Harnsäure zuständig, wodurch eine gesunde Nierenfunktion für die Harnsäure-Homöostase entscheidend ist [s14]. Werden die Nieren durch eine fettreiche Ernährung oder andere Faktoren in ihrer Funktion eingeschränkt, steigt der Harnsäurespiegel im Blut weiter an. Dies begünstigt die Bildung von Harnsäurekristallen, welche sich in Gelenken ablagern und Gichtanfälle auslösen können. Zusätzlich können Fettstoffwechselstörungen wie erhöhte Triglyceride und ein niedriges HDL-Cholesterin Entzündungen im Körper fördern, was die Gichtsymptome verschlimmern kann.

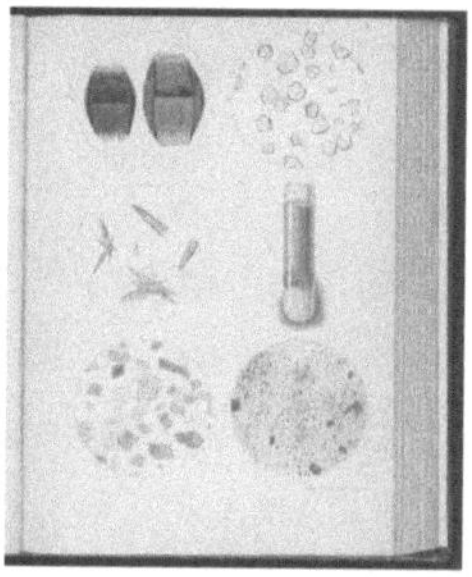

Harnsäure [i3]

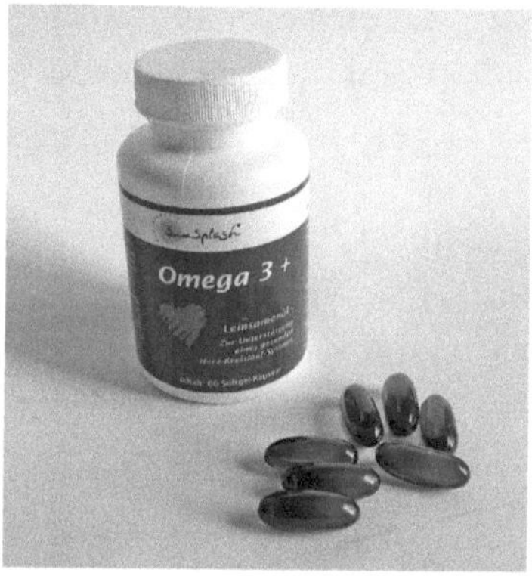

Omega-3-Fettsäuren [i4]

Eine Ernährungsumstellung mit Fokus auf purinarme Lebensmittel und gesunde Fette kann sowohl Gicht als auch Fettstoffwechselstörungen positiv beeinflussen. Um die Harnsäureproduktion zu senken, sollte der Konsum von purinreichen Lebensmitteln reduziert werden. Stattdessen können Lebensmittel mit niedrigem Puringehalt, wie Obst, Gemüse und Vollkornprodukte, in den Speiseplan integriert werden. Zudem können Omega-3-Fettsäuren, enthalten in fettem Fisch wie Lachs oder Makrele, entzündungshemmend wirken und so Gichtschmerzen lindern. Ein ausgewogener Ernährungsplan, der den Fettstoffwechsel reguliert und die Harnsäureproduktion kontrolliert, kann somit dazu beitragen, Gichtanfällen vorzubeugen und die allgemeine Gesundheit zu verbessern. Patienten mit Gicht, die gleichzeitig unter Fettstoffwechselstörungen leiden, profitieren von einer umfassenden Ernährungsberatung, um die für sie optimale Ernährungsstrategie zu entwickeln.

Gut zu wissen

Harnsäure-Homöostase

Das Gleichgewicht der Harnsäure im Körper. Eine Störung dieses Gleichgewichts kann zu erhöhten Harnsäurewerten und damit zu Gicht führen, was im Zusammenhang mit der natürlichen Senkung des Cholesterinspiegels relevant ist.

HDL-Cholesterin

Das sogenannte "gute" Cholesterin, das dazu beiträgt, Cholesterin aus den Arterien zu entfernen. Ein hoher HDL-Cholesterinspiegel ist wünschenswert und kann durch eine gesunde Ernährung und Lebensweise gefördert werden.

Nierenfunktion

Die Nieren spielen eine wichtige Rolle bei der Ausscheidung von Stoffwechselprodukten wie Harnsäure. Eine beeinträchtigte Nierenfunktion kann zu erhöhten Harnsäurewerten und damit zu Gicht führen, was bei der natürlichen Senkung des Cholesterinspiegels berücksichtigt werden sollte.

Stoffwechselstörung

Eine Störung im Stoffwechsel, die zu verschiedenen gesundheitlichen Problemen führen kann, einschließlich Gicht und erhöhtem Cholesterinspiegel. Das Erkennen von Stoffwechselstörungen ist wichtig für die natürliche Senkung des Cholesterinspiegels.

Gicht und Fettstoffwechsel

Zusammenhang zwischen Harnsäure, Cholesterinspiegel und Häufigkeit von Gichtanfällen.

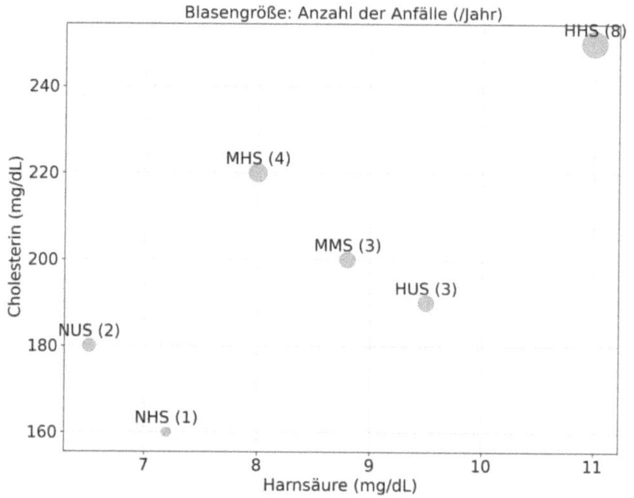

Blasengröße: Anf.häuf. (/Jahr)

HHS: Hohe Harnsäure, hohes Cholesterin

HUS: Hohe Harnsäure, normales Cholesterin

MHS: Mäßige Harnsäure, erhöhtes Cholesterin

MMS: Mäßige Harnsäure, moderates Cholesterin

NHS: Niedrige Harnsäure, niedriges Cholesterin

NUS: Niedrige Harnsäure, normales Cholesterin

Höhere Cholesterinspiegel scheinen mit einer erhöhten Häufigkeit von Gichtanfällen zu korrelieren, insbesondere bei höheren Harnsäurespiegeln. Personen mit niedrigerer Harnsäure erleiden im Allgemeinen weniger Anfälle, selbst bei erhöhtem Cholesterinspiegel. Die Kontrolle des Cholesterin- und Harnsäurespiegels kann für eine effektive Gichtbehandlung entscheidend sein.

Arterienverkalkung vorbeugen

Arterienverkalkung (Atherosklerose) vorbeugen heißt, die Entstehung und das Fortschreiten dieser Erkrankung zu hemmen. Das gelingt durch die Kontrolle beeinflussbarer Risikofaktoren und die frühzeitige Behandlung von Begleiterkrankungen [s15] [s16]. Wesentlich ist die Bekämpfung der Dyslipidämie, also der Fettstoffwechselstörung. Ein erhöhter LDL-Cholesterinspiegel begünstigt die Einlagerung von Fetten in die Gefäßwände – der erste Schritt der Arterienverkalkung [s17]. Daher ist die Senkung des LDL-Wertes, z.B. durch eine Ernährungsumstellung und gegebenenfalls Medikamente, bei Risikopatienten anzustreben. Für Patienten mit hohem Risiko wird ein LDL-C-Wert von unter 100 mg/dL empfohlen, bei familiärer Hypercholesterinämie sogar unter 70 mg/dL [s16]. Diabetes und Bluthochdruck sind eng mit Atherosklerose verbunden [s18]. Beide Erkrankungen schädigen die Gefäßinnenwände (Endothel) und fördern entzündliche Prozesse, die die Arterienverkalkung beschleunigen [s18]. Eine optimale Einstellung des Blutzuckerspiegels bei Diabetikern und die medikamentöse Behandlung von Bluthochdruck sind daher essenziell, um das Risiko für Herz-Kreislauf-Komplikationen zu minimieren. Die Behandlung des Bluthochdrucks kann auch das Fortschreiten von mikrovaskulären Schäden, wie an Netzhaut oder Nieren, verlangsamen [s18]. Übergewicht, besonders die Ansammlung von Bauchfett (viszerale Adipositas), stellt einen weiteren Risikofaktor dar [s19]. Viszerales Fett erhöht das Risiko für koronare Herzkrankheit, unabhängig vom Body-Mass-Index [s19]. Gewichtsreduktion, etwa durch eine Ernährungsumstellung und mehr Bewegung, kann das Risiko für Arteriosklerose deutlich senken. Bei starkem Übergewicht kann in manchen Fällen auch eine bariatrische Operation in Betracht gezogen werden, die in Studien eine signifikante Risikominderung für koronare Herzkrankheiten gezeigt hat [s19]. Zusätzlich erschwert Adipositas die Diagnose von koronaren Herzerkrankungen, da Standardtests wie EKG oder Belastungstest durch das Übergewicht beeinträchtigt werden können [s19]. Dies unterstreicht die Notwendigkeit von angepassten Diagnoseverfahren. Rauchen schädigt die Gefäße und verstärkt die negativen Auswirkungen anderer Risikofaktoren. Die Nikotinentwöhnung ist daher ein wichtiger Schritt zur Arteriosklerose-Prävention [s16]. Eine gesunde Lebensführung mit ausgewogener Ernährung, regelmäßiger Bewegung und dem Verzicht auf Tabak trägt maßgeblich zur Gefäßgesundheit bei. Die Ernährung sollte reich an Obst, Gemüse und Vollkornprodukten sein. Ungesättigte Fettsäuren, wie sie in Fisch vorkommen, können sich positiv auf den Fettstoffwechsel auswirken. Eine Ernährungsumstellung kann, wie der Verzicht auf purinreiche Lebensmittel, positive Auswirkungen auf Gicht und Fettstoffwechsel haben. So kann der tägliche Speiseplan durch den Austausch von rotem Fleisch durch Fisch optimiert werden. Zur Risikobewertung von Arteriosklerose werden globale Risikoscores verwendet, die auf Standardmessungen im ärztlichen Praxisalltag basieren [s20]. Ergänzend können weitere Risikofaktoren und Biomarker, insbesondere bei mittlerem Risiko, herangezogen werden. Bei bereits bestehenden Herz-Kreislauf-Erkrankungen wird das individuelle Risiko durch die Anzahl der bisherigen Ereignisse und das Vorliegen weiterer Risikofaktoren bestimmt [s20]. Bei der Risikoeinschätzung und der Prävention von Herz-Kreislauf-Erkrankungen müssen auch Faktoren wie Geschlecht, ethnische Zugehörigkeit und soziale Determinanten berücksichtigt werden [s20].

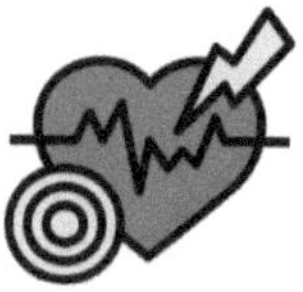

Gut zu wissen

Bariatrische Operation

Eine bariatrische Operation ist ein chirurgischer Eingriff zur Gewichtsreduktion bei starkem Übergewicht (Adipositas). Es gibt verschiedene Arten von bariatrischen Operationen, die den Magen verkleinern oder den Verdauungstrakt verändern, um die Nahrungsaufnahme zu reduzieren oder die Nährstoffaufnahme zu verringern.

Familiäre Hypercholesterinämie

Familiäre Hypercholesterinämie ist eine genetische Erkrankung, die zu einem stark erhöhten Cholesterinspiegel, insbesondere des LDL-Cholesterins, führt. Dies erhöht das Risiko für Herz-Kreislauf-Erkrankungen bereits in jungen Jahren erheblich. Eine frühzeitige Diagnose und Behandlung sind wichtig, um das Risiko zu minimieren.

Koronare Herzkrankheit

Die koronare Herzkrankheit (KHK) entsteht durch die Verengung der Herzkranzgefäße, die den Herzmuskel mit Blut versorgen. Diese Verengung wird meist durch Arteriosklerose verursacht. Eine KHK kann zu Angina pectoris (Brustschmerzen) und Herzinfarkt führen.

Risikofaktoren für Arteriosklerose

Auswirkungen von Lebensstilfaktoren auf das Arterioskleroserisiko.

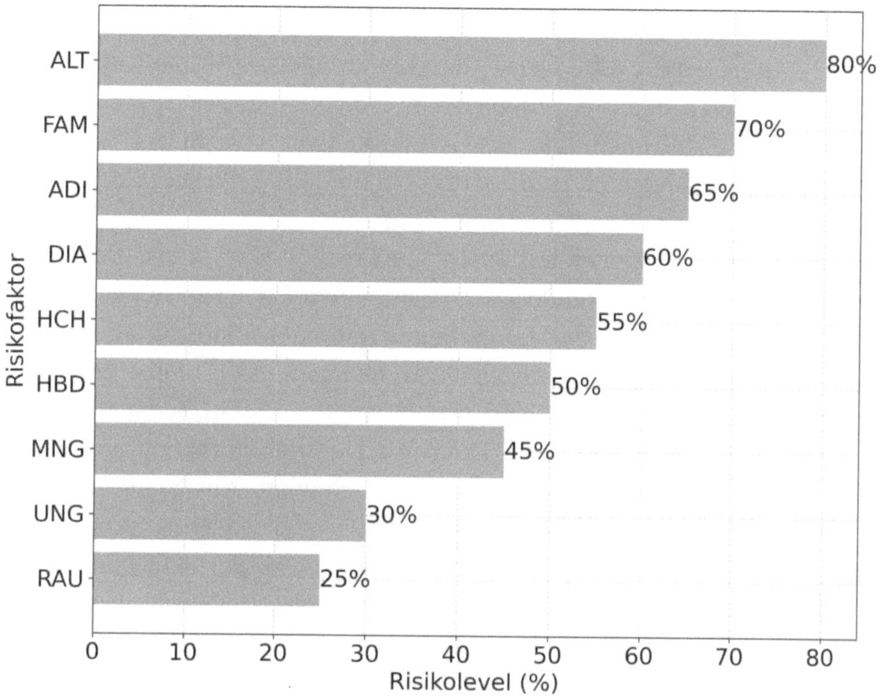

ADI: Adipositas

DIA: Diabetes

HBD: Hoher Blutdruck

MNG: Mangelnde Bewegung

UNG: Ungesunde Ernährung

ALT: Alter

FAM: Familiengeschichte

HCH: Hoher Cholesterinspiegel

RAU: Rauchen

Das Diagramm zeigt die signifikanten Auswirkungen von veränderbaren Lebensstilfaktoren auf das Arterioskleroserisiko. Rauchen, Bewegungsmangel und eine ungesunde Ernährung tragen wesentlich zur Entstehung dieser Erkrankung bei. Die Berücksichtigung dieser Faktoren durch Änderungen des Lebensstils kann das Risiko deutlich reduzieren.

Herzkreislaufbelastungen minimieren

Chronischer Stress wirkt sich negativ auf das Herz-Kreislauf-System aus, indem er den Blutdruck erhöht und das Risiko für Herzerkrankungen steigert [s21]. Dies geschieht durch die anhaltende Aktivierung der körpereigenen Stressreaktion. Um diesen Belastungen entgegenzuwirken, sind psychosoziale Interventionen hilfreich, die die Auswirkungen von Stress abmildern und die Lebensqualität verbessern können [s21]. Neben Stress stellt Bewegungsmangel einen weiteren Risikofaktor für diverse chronische Leiden dar, deren Entstehung durch regelmäßige körperliche Betätigung verzögert oder gar verhindert werden kann [s22]. Inaktivität führt zu einem raschen Verlust der körperlichen Funktionsfähigkeit und erhöht damit das Risiko für chronische Erkrankungen [s22]. Dies zeigt sich besonders deutlich bei Diabetes Typ 2. Körperliche Aktivität verbessert die Blutzuckerregulation und kann so dieser Erkrankung vorbeugen oder ihren Verlauf verlangsamen [s23]. Sowohl Ausdauer- als auch Krafttraining wirken sich positiv auf die Insulinwirkung, die Blutzuckerkontrolle und die Fettspeicherung in der Muskulatur aus [s23]. Eine Kombination beider Trainingsformen kann die Blutzuckerkontrolle noch effektiver verbessern [s23].

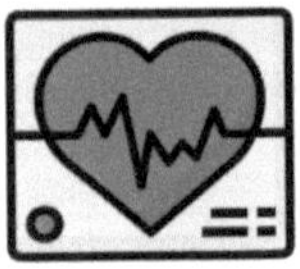

Ein gut strukturierter Trainingsplan, der z. B. regelmäßige Spaziergänge, Radtouren oder Schwimmeinheiten beinhaltet, gepaart mit Kraftübungen, wirkt präventiv gegen viele Zivilisationskrankheiten und verbessert die kardiovaskuläre Gesundheit.

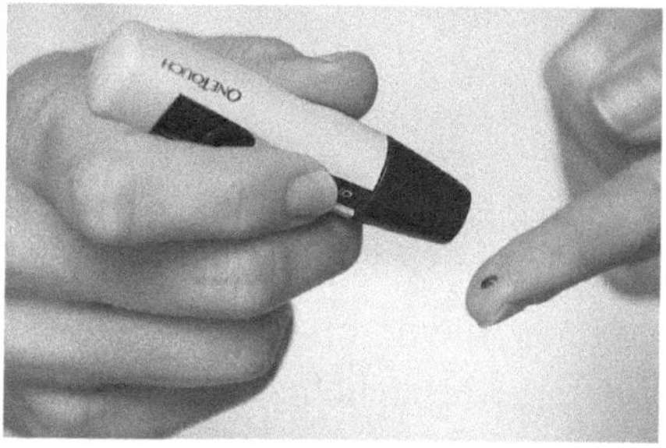

Blutzucker [i5]

Gut zu wissen

Intervention

Interventionen, wie z.B. Entspannungstechniken oder eine Umstellung der Ernährung, können helfen, Begleiterkrankungen, die durch erhöhte Cholesterinwerte begünstigt werden, zu behandeln oder ihnen vorzubeugen.

Kardiovaskulär

Kardiovaskulär bezieht sich auf das Herz-Kreislauf-System und dessen Erkrankungen, die durch hohe Cholesterinwerte gefördert werden können. Eine natürliche Senkung des Cholesterinspiegels kann das Risiko für kardiovaskuläre Erkrankungen reduzieren.

Zivilisationskrankheit

Zivilisationskrankheiten, wie Diabetes Typ 2 oder Herz-Kreislauf-Erkrankungen, werden häufig durch ungesunde Lebensweisen begünstigt und stehen in Zusammenhang mit erhöhten Cholesterinwerten. Eine natürliche Senkung des Cholesterinspiegels kann dazu beitragen, das Risiko für diese Erkrankungen zu minimieren.

Verteilung der kardiovaskulären Risikofaktoren

Verteilung der Faktoren, die die kardiovaskuläre Gesundheit beeinflussen.

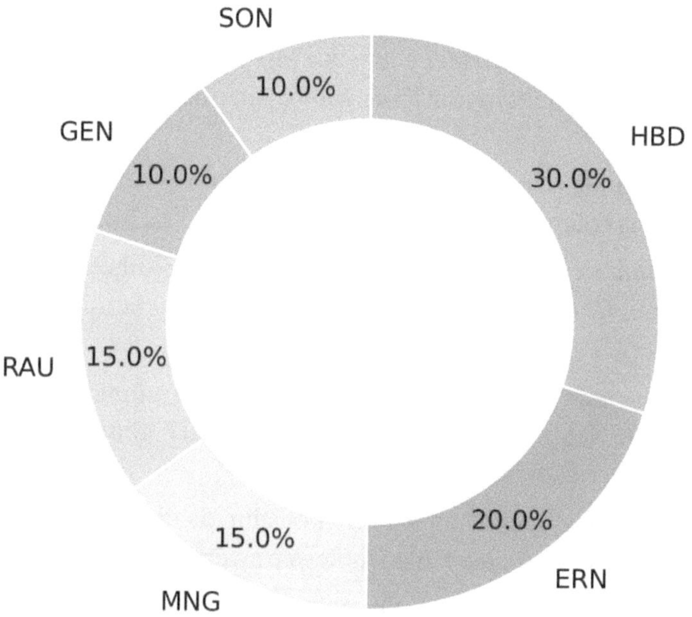

ERN: Schlechte Ernährung

HBD: Bluthochdruck

RAU: Rauchen

GEN: Genetik

MNG: Mangelnde Bewegung

SON: Sonstige Faktoren

Dieses Diagramm visualisiert den relativen Beitrag verschiedener Faktoren zur kardiovaskulären Belastung. Bluthochdruck stellt sich als der wichtigste Faktor heraus, was die Bedeutung der Blutdruckkontrolle unterstreicht. Während die Genetik eine Rolle spielt, sind Lebensstilfaktoren wie schlechte Ernährung, Bewegungsmangel und Rauchen erheblich und potenziell modifizierbar. Die Berücksichtigung dieser Lebensstilfaktoren kann das Gesamtrisiko erheblich reduzieren.

Konkrete Ratschläge

- Beobachten Sie Ihre Gelenke auf Schwellungen, Rötungen oder Schmerzen, um frühzeitig Hinweise auf Gicht zu erkennen.
- Achten Sie auf wiederkehrende Nierensteine oder Veränderungen Ihrer Urinmenge, da diese auf eine gestörte Nierenfunktion und damit verbundene Cholesterinprobleme hinweisen können.
- Führen Sie ein Schmerztagebuch, um Muster bei Gichtanfällen zu erkennen und mögliche Auslöser wie bestimmte Lebensmittel zu identifizieren.
- Besprechen Sie mit Ihrem Arzt die Möglichkeit eines Harnsäuretests, wenn Sie erhöhte Cholesterinwerte und Gelenkbeschwerden haben.
- Überprüfen Sie regelmäßig Ihren Blutdruck, da Bluthochdruck sowohl mit Cholesterinproblemen als auch mit Gicht in Verbindung steht.
- Achten Sie auf Anzeichen von Müdigkeit und Leistungsschwäche, die auf eine Schilddrüsenunterfunktion hindeuten können, welche den Cholesterinspiegel beeinflusst.
- Reflektieren Sie über Ihren Alkoholkonsum, da dieser sowohl den Harnsäurespiegel als auch die Cholesterinwerte erhöhen kann.
- Integrieren Sie Lebensmittel mit entzündungshemmenden Eigenschaften, wie Kurkuma oder Ingwer, in Ihre Ernährung.
- Lernen Sie, Ihren Puls zu messen, um Ihre Herzfrequenz im Ruhezustand zu kontrollieren und mögliche Auswirkungen von Stress auf Ihr Herz-Kreislauf-System zu beobachten.

1. 3 Laborwerte interpretieren

Die Interpretation von Blutfettwerten ist essenziell für die Beurteilung des Herz-Kreislauf-Risikos und die Entwicklung einer individuellen Strategie zur Cholesterinregulierung. Absolute Werte liefern zwar wichtige Informationen, gewinnen aber erst im Kontext von Alter, Geschlecht, Vorerkrankungen und Lebensstil an Bedeutung. Auch der Zeitpunkt der Blutentnahme und die Wahl der Messmethode beeinflussen die Ergebnisse. Verstehen Sie die komplexen Zusammenhänge Ihrer Laborwerte und legen Sie so den Grundstein für eine erfolgreiche Cholesterinsenkung.

Die Interpretation von Cholesterinwerten ist ein komplexer Prozess, der die individuellen Gesundheitsdaten, Lebensumstände und Risikofaktoren des Patienten berücksichtigt und idealerweise in Zusammenarbeit mit einem Arzt erfolgt.

Blutfettwerte richtig einordnen

Die korrekte Einordnung der Blutfettwerte erfordert mehr als nur einen Blick auf die Zahlen. Zwar liefern die gemessenen Werte von Gesamtcholesterin, LDL-Cholesterin, HDL-Cholesterin und Triglyceriden wichtige Informationen, doch gewinnen diese erst im Kontext der individuellen Gesundheitsgeschichte an Bedeutung. [s24] Ein Gesamtcholesterinwert von 210 mg/dL könnte bei einem jungen, gesunden Menschen anders bewertet werden als bei jemandem mit bestehenden Risikofaktoren für Herz-Kreislauf-Erkrankungen. Neben den absoluten Werten sind weitere Faktoren wie Blutdruck, Diabetes, Raucherstatus, Alter und Geschlecht für die Beurteilung des Risikos relevant. [s24] So kann etwa ein erhöhter LDL-Wert bei gleichzeitig hohem HDL-Wert und gesundem Lebensstil weniger bedenklich sein. Die individuellen Normwerte können zudem je nach Alter, Geschlecht und sogar der Phase des Menstruationszyklus bei Frauen variieren. [s25] Ein erhöhter Cholesterinwert während einer bestimmten Zyklusphase muss nicht zwangsläufig auf eine dauerhafte Fettstoffwechselstörung hindeuten. [s25] Das Nüchternlipidprofil, welches LDL, HDL, Triglyceride und Gesamtcholesterin umfasst, liefert die wichtigsten Daten zur Beurteilung. [s26] Liegen die Werte über dem 90. Perzentil, spricht man von Hyperlipidämie, die genetisch bedingt oder erworben sein kann. [s26] Die Behandlung einer Hyperlipidämie wird individuell an das kardiovaskuläre Risiko des Patienten angepasst. [s26] Vor Beginn einer Statintherapie, einem gängigen Medikament zur Senkung des Cholesterinspiegels, sind Leberfunktionstests notwendig, um eine Leberfunktionsstörung auszuschließen. [s26] Zusätzlich zur Überprüfung des Blutzuckerspiegels und der Schilddrüsenfunktion trägt auch die Bestimmung des Non-HDL-Wertes zu einem umfassenden Bild bei. [s27] Ein gesundes Lipidprofil zeigt Non-HDL-Werte unter 130 mg/dL und HDL-Werte von mindestens 40 mg/dL für Männer beziehungsweise 50

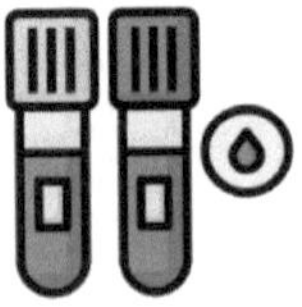

mg/dL für Frauen. [s27] Die Häufigkeit der Lipidpanel-Untersuchungen richtet sich nach Alter, Risikofaktoren und familiärer Vorbelastung. [s27] Bei familiärer Vorbelastung für Herzkrankheiten kann zusätzlich ein Lp(a)-Test sinnvoll sein. [s27] Die Interpretation der Blutfettwerte ist somit ein komplexer Prozess, der die individuellen Umstände des Patienten berücksichtigt und idealerweise in Zusammenarbeit mit einem Arzt erfolgt.

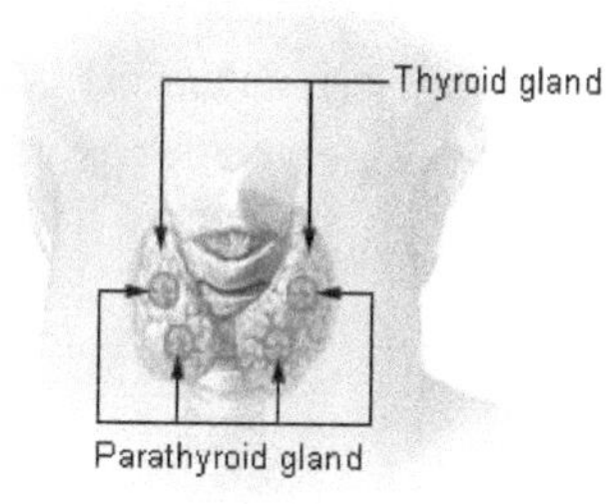

Schilddrüse [i6]

Gut zu wissen

LDL-Cholesterin

Das LDL-Cholesterin, oft als "schlechtes" Cholesterin bezeichnet, transportiert Cholesterin von der Leber zu den Zellen. Ein erhöhter LDL-Wert kann zur Ablagerung von Cholesterin in den Arterien führen und das Risiko für Herz-Kreislauf-Erkrankungen erhöhen. Eine Ernährungsumstellung mit Schwerpunkt auf cholesterinarmen Lebensmitteln und regelmäßige Bewegung können helfen, den LDL-Cholesterinspiegel zu senken.

Leberfunktionsstörung

Eine Leberfunktionsstörung liegt vor, wenn die Leber nicht mehr richtig arbeitet. Dies kann verschiedene Ursachen haben und zu unterschiedlichen gesundheitlichen Problemen führen.

Menstruationszyklus

Der Menstruationszyklus kann den Cholesterinspiegel beeinflussen. Hormonelle Schwankungen während des Zyklus können zu vorübergehenden Veränderungen der Blutfettwerte führen. Daher ist es wichtig, die Cholesterinwerte im Kontext des Menstruationszyklus zu interpretieren.

Non-HDL-Wert

Der Non-HDL-Wert berechnet sich aus dem Gesamtcholesterin minus dem HDL-Cholesterin und umfasst somit alle potenziell schädlichen Cholesterinbestandteile im Blut. Ein hoher Non-HDL-Wert ist ein Risikofaktor für Herz-Kreislauf-Erkrankungen.

Beispiel Lipidprofil-Verteilung

Illustrative Aufschlüsselung der Lipidwerte.

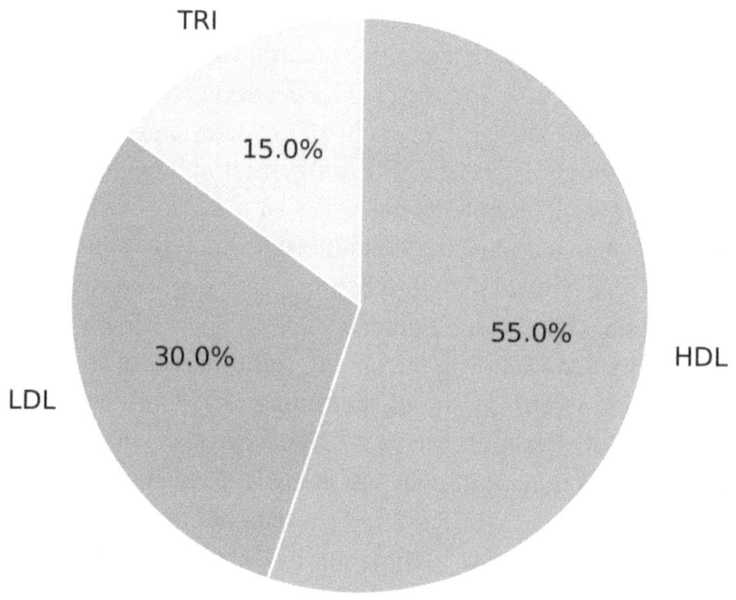

- HDL: HDL-Cholesterin (Gutes Cholesterin)
- LDL: LDL-Cholesterin (Schlechtes Cholesterin)
- TRI: Triglyceride

Dieses Diagramm stellt eine hypothetische Verteilung der Lipidwerte dar. Erhöhtes LDL, obwohl es einen kleineren Anteil ausmacht, ist immer noch ein signifikanter Risikofaktor für die kardiovaskuläre Gesundheit. Umgekehrt trägt der größere Anteil an HDL positiv bei. Die Aufrechterhaltung des Gleichgewichts zwischen diesen Werten ist entscheidend für die allgemeine Gesundheit.

Cholesterinwerte im Tagesverlauf

Cholesterin im Tagesverlauf unterliegt geringeren Schwankungen als andere Blutfette, wie die triglyceride. Diese Stabilität der Cholesterinwerte im Plasma vereinfacht die Diagnostik, da der Zeitpunkt der Blutentnahme weniger Einfluss auf das Ergebnis hat als bei Triglyceriden. [s28] Dennoch gibt es Nuancen, die für eine präzise Interpretation relevant sind. So können Plasma-Cholesterinwerte im Vergleich zu Serumwerten um etwa 3% niedriger ausfallen. Dieser Unterschied entsteht durch das im Serum enthaltene Fibrinogen, das die Messung minimal beeinflusst. Für die Beurteilung des Gesamtcholesterins ist diese Differenz meist unerheblich, kann aber bei der detaillierten Analyse von Lipidprofilen relevant werden. [s28] Triglyceride hingegen erreichen ihren Höchstwert ein bis vier Stunden nach dem Essen. Um diese nahrungsabhängigen Schwankungen zu minimieren und vergleichbare Werte zu erhalten, erfolgt die Bestimmung der Triglyceride nach 12-stündigem Fasten. Dadurch werden Chylomikronen, also Lipoproteine, die Nahrungsfette transportieren, aus dem Blutkreislauf entfernt, bevor die Probe entnommen wird. [s28] Ein Patient, der morgens nüchtern zur Blutabnahme erscheint, liefert somit Daten, die den tatsächlichen Triglyceridstatus besser widerspiegeln. Diese Standardisierung der Untersuchungsbedingungen ermöglicht eine zuverlässigere Beurteilung des Lipidstoffwechsels und trägt zu einer präziseren Risikobewertung bei. Die Forschung beleuchtet zusätzlich die komplexen zellulären Mechanismen der Cholesterinregulation. Studien zeigen, dass die Expression bestimmter Rezeptoren in Makrophagen, Fresszellen des Immunsystems, eng mit Transportern verknüpft ist, die den reversen Cholesterintransport steuern. [s29] Die Aktivierung dieser Rezeptoren fördert die Cholesterinausscheidung aus den Zellen und hemmt gleichzeitig die Aufnahme, was die Entstehung von Schaumzellen, einem frühen Stadium der Arteriosklerose, verhindert. [s29] Die gezielte

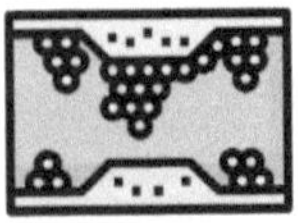

Beeinflussung dieser Rezeptoren durch spezifische Wirkstoffe könnte neue Therapieansätze zur Behandlung von Fettstoffwechselstörungen eröffnen. [s29]

Cholesterinschwankungen im Tagesverlauf

Veranschaulichendes Beispiel für mögliche Cholesterinspiegelschwankungen während eines 24-Stunden-Zeitraums.

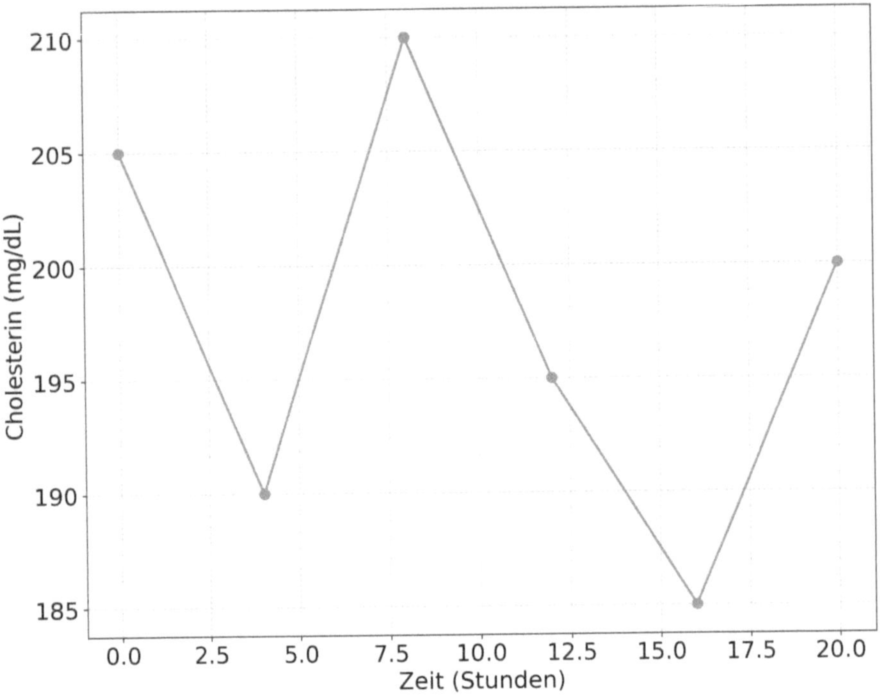

Diese Grafik zeigt eine hypothetische tageszeitliche Variation des Cholesterins. Der morgendliche Anstieg könnte mit natürlichen Hormonschwankungen zusammenhängen. Der leichte Rückgang während des Tages könnte durch Aktivität und Nahrungsaufnahme beeinflusst sein. Der darauffolgende Anstieg am Abend könnte auf eine verringerte Stoffwechselaktivität zurückzuführen sein. Es ist wichtig, sich daran zu erinnern, dass dies ein Beispiel ist und die individuellen Muster erheblich variieren. Eine einzelne Cholesterinmessung spiegelt möglicherweise nicht Ihren gesamten Cholesterinstatus wider.

Messmethoden und Grenzwerte

Die Bestimmung der Cholesterinwerte erfolgt im Labor durch standardisierte Verfahren, die präzise Messungen ermöglichen. Für die Bewertung dieser Werte sind Referenzintervalle entscheidend. Diese Intervalle repräsentieren den Wertebereich, in dem sich die Cholesterinwerte von 95% der gesunden Bevölkerung befinden [s30]. Es ist wichtig zu verstehen, dass diese Referenzbereiche nicht universell gelten, sondern von Faktoren wie Alter, Geschlecht und ethnischer Zugehörigkeit beeinflusst werden [s30]. So können die Referenzintervalle für Gesamtcholesterin bei jüngeren Erwachsenen niedriger sein als bei älteren. Auch zwischen Männern und Frauen gibt es Unterschiede, bedingt durch hormonelle Einflüsse. Die Interpretation der Laborergebnisse sollte daher stets unter Berücksichtigung der individuellen Patientendaten erfolgen. Eine differenzierte Betrachtung der Referenzintervalle, z.B. nach ethnischer Zugehörigkeit, kann die Diagnosestellung verbessern und Fehlinterpretationen vermeiden [s30]. Neben den Standardwerten des Lipidprofils, wie Gesamtcholesterin, LDL- und HDL-Cholesterin sowie Triglyceride, gibt es weitere Parameter, die in bestimmten Situationen relevant sein können. So kann bei Verdacht auf das polyzystische Ovarialsyndrom (PCOS) die Bestimmung des Verhältnisses von Nüchternblutzucker zu Insulin Aufschluss über eine mögliche insulinresistenz geben [s31]. Ein Wert unter 4,5 deutet bei adipösen Frauen mit PCOS und normalem Blutzucker auf eine Insulinresistenz hin [s31]. Diese Information kann für die Therapieplanung und die Prävention von Folgeerkrankungen wichtig sein. Die korrekte Interpretation der Cholesterinwerte und anderer relevanter Laborparameter erfordert fachliche Expertise und sollte in Absprache mit einem Arzt erfolgen. Nur so lassen sich individuelle Risikofaktoren einschätzen und geeignete Maßnahmen zur Verbesserung der Herz-Kreislauf-Gesundheit ableiten.

Cholesterinsenkende Faktoren

Einfluss des Lebensstils auf den Cholesterinspiegel.

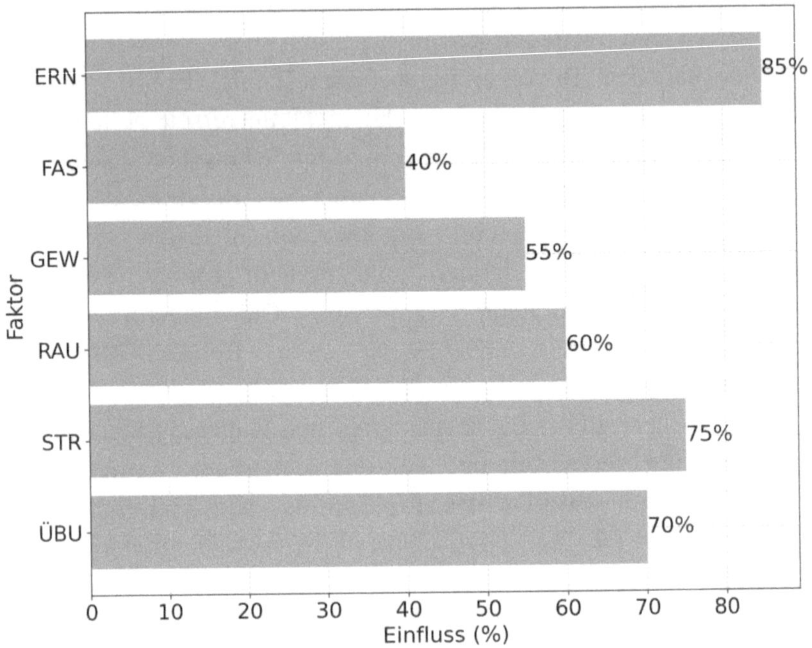

ERN: Gesunde Ernährung

FAS: Ballaststoffe

GEW: Gewichtsverlust

RAU: Rauchen aufgeben

STR: Stressreduktion

ÜBU: Bewegung

Dieses Diagramm stellt den relativen Einfluss verschiedener Lebensstilfaktoren auf die Senkung des Cholesterinspiegels visuell dar. Faktoren mit hohem Einfluss legen Bereiche nahe, in denen gezielte Änderungen zu erheblichen Verbesserungen im Cholesterinmanagement führen können. Faktoren mit geringem Einfluss, die zwar immer noch vorteilhaft sind, führen möglicherweise nicht unabhängig voneinander zu erheblichen Senkungen.

Konkrete Ratschläge

- Visualisieren Sie Ihre Cholesterinwerte, indem Sie Diagramme oder Tabellen erstellen, um Entwicklungen und Zusammenhänge besser zu erfassen.
- Simulieren Sie die Auswirkungen von Lebensstiländerungen auf Ihre Werte mithilfe von Online-Rechnern oder Apps und leiten Sie daraus konkrete Anpassungen ab.
- Hinterfragen Sie kritisch die Referenzbereiche Ihres Labors und besprechen Sie mit Ihrem Arzt, ob diese für Ihre individuelle Situation angemessen sind.
- Recherchieren Sie zu den verschiedenen Cholesterin-Subfraktionen (z.B. sdLDL, Lp(a)) und deren Bedeutung für Ihr Risikoprofil.
- Vergleichen Sie Ihre aktuellen Werte mit früheren Ergebnissen und analysieren Sie, welche Faktoren die Veränderungen beeinflusst haben könnten.
- Erstellen Sie ein individuelles Risikoprofil, indem Sie alle relevanten Faktoren wie Blutdruck, Blutzucker und familiäre Vorbelastung berücksichtigen.
- Diskutieren Sie mit Ihrem Arzt alternative Messmethoden wie den direkten LDL-Cholesterin-Test, falls die Standardmethode ungenaue Ergebnisse liefert.
- Bewerten Sie den Einfluss Ihrer Medikamente auf die Cholesterinwerte und sprechen Sie mit Ihrem Arzt über mögliche Wechselwirkungen oder Anpassungen.
- Entwickeln Sie ein persönliches System zur Dokumentation und Interpretation Ihrer Laborwerte, um Ihre Gesundheitsdaten selbstverantwortlich zu verwalten.
- Nutzen Sie die Expertise von spezialisierten Lipidologen oder Kardiologen für eine umfassende Beurteilung Ihrer Cholesterinwerte und Therapieempfehlungen.

Rückblick - 1. Grundlagen der Cholesterinregulierung

Die Regulierung des Cholesterinspiegels ist ein wichtiger Bestandteil eines gesunden Lebensstils und trägt maßgeblich zur Prävention von Herz-Kreislauf-Erkrankungen bei. Dabei geht es nicht nur um die bloßen Zahlen Ihrer Blutfettwerte, sondern um ein ganzheitliches Verständnis Ihres Stoffwechsels und Ihrer individuellen Risikofaktoren. Berücksichtigen Sie, dass Ihr Cholesterinspiegel in Wechselwirkung mit anderen Aspekten Ihrer Gesundheit steht, wie beispielsweise Ihrem Blutdruck, Ihrem Gewicht und eventuellen Vorerkrankungen wie Diabetes oder Gicht. Diese Zusammenhänge zu verstehen, ermöglicht es Ihnen, gezielte Maßnahmen zu ergreifen und Ihre Gesundheit nachhaltig zu verbessern.

Beginnen Sie mit einer Bestandsaufnahme Ihrer aktuellen Lebensgewohnheiten. Analysieren Sie Ihre Ernährung: Wie oft konsumieren Sie stark verarbeitete Lebensmittel, rotes Fleisch oder zuckerhaltige Getränke? Wie sieht es mit Ihrem Bewegungspensum aus? Integrieren Sie regelmäßige körperliche Aktivität in Ihren Alltag, idealerweise eine Kombination aus Ausdauer- und Krafttraining. Schon kleine Veränderungen, wie der Austausch von Weißbrot durch Vollkornbrot oder ein täglicher Spaziergang, können positive Auswirkungen auf Ihren Stoffwechsel und Ihre Blutfettwerte haben. Seien Sie sich bewusst, dass Bauchfett, das sogenannte viszerale Fett, ein besonders hoher Risikofaktor für Herz-Kreislauf-Erkrankungen ist. Eine Gewichtsreduktion, insbesondere in diesem Bereich, kann Ihr Risiko deutlich senken.

Die Umsetzung einer cholesterinfreundlichen Lebensweise kann im Alltag mit Herausforderungen verbunden sein. Der Verzicht auf liebgewonnene Genussmittel oder die Integration von Sport in einen vollen Terminkalender erfordert Disziplin und Planung. Setzen Sie sich realistische Ziele und suchen Sie sich Unterstützung. Sprechen Sie mit Ihrem Arzt über Ihre Blutfettwerte und lassen Sie sich individuell beraten. Eine Ernährungsberatung kann Ihnen helfen, einen auf Ihre Bedürfnisse zugeschnittenen Ernährungsplan zu erstellen. Auch der Austausch mit Gleichgesinnten, beispielsweise in einer Selbsthilfegruppe, kann motivierend sein und Ihnen helfen, Ihre Ziele langfristig zu erreichen. Denken Sie daran, dass die Cholesterinregulierung ein kontinuierlicher Prozess ist und Rückschläge zum Lernprozess gehören.

Zusammenfassend lässt sich sagen, dass die Regulierung Ihres Cholesterinspiegels ein aktiver Beitrag zu Ihrer langfristigen Gesundheit ist. Indem Sie Ihre individuellen Risikofaktoren kennen und Ihre Lebensgewohnheiten entsprechend anpassen, können Sie Ihr Herz-Kreislauf-System schützen und Ihre Lebensqualität steigern. Bleiben Sie motiviert, informieren Sie sich und scheuen Sie sich nicht, professionelle Unterstützung in Anspruch zu nehmen. Jeder Schritt in Richtung eines gesünderen Lebensstils zählt und zahlt sich langfristig aus.

2. Ernährungsumstellung planen

Kennen Sie das Gefühl, vor dem Kühlschrank zu stehen und nicht zu wissen, was Sie noch bedenkenlos essen können? Eine Ernährungsumstellung zur Senkung der Cholesterinwerte erscheint zunächst wie ein komplexes Puzzle aus Verboten und Geboten. Doch mit der richtigen Strategie wird aus dem vermeintlichen Verzicht eine neue kulinarische Entdeckungsreise. Die Kunst liegt darin, bewährte Gewohnheiten behutsam durch gesündere Alternativen zu ersetzen. In diesem Kapitel erfahren Sie, wie Sie Ihre persönliche Ernährungswende Schritt für Schritt planen und dauerhaft in Ihren Alltag integrieren.

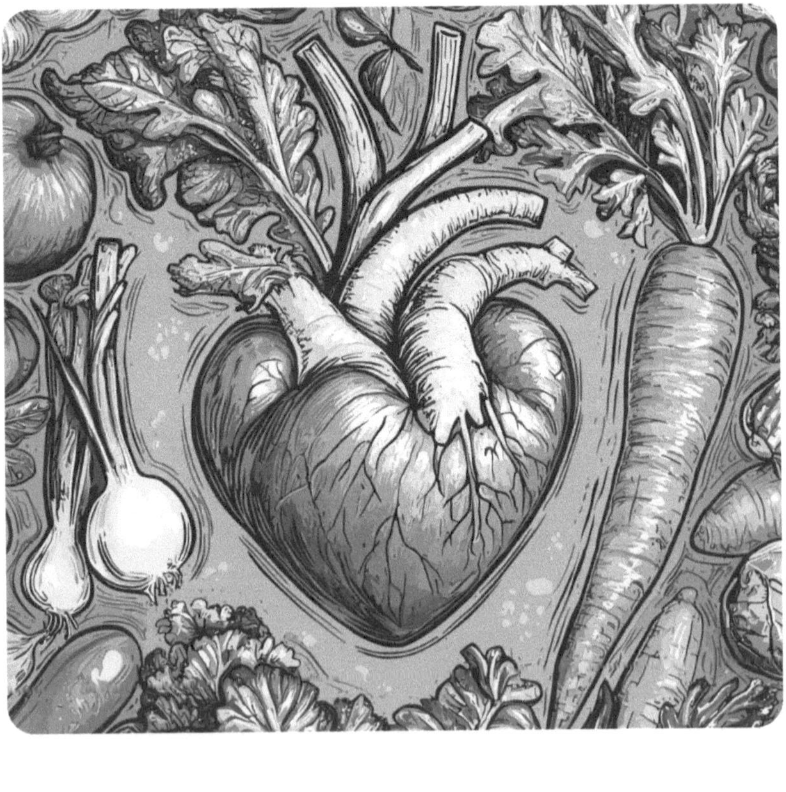

2. 1 Cholesterinarme Lebensmittel

Eine cholesterinbewusste Ernährung ist zentral für gesunde Blutfettwerte. Die Auswahl der richtigen Lebensmittel beeinflusst direkt die Cholesterinaufnahme und kann somit Herz-Kreislauf-Erkrankungen vorbeugen. Falsche Ernährungsweisen führen oft unbemerkt zu erhöhten Cholesterinwerten und bergen langfristige Gesundheitsrisiken. Pflanzliche Alternativen, gesunde Eiweißquellen und ballaststoffreiche Kost bilden die Säulen einer cholesterinarmen Ernährung. Sie bieten vielfältige Möglichkeiten, den Cholesterinspiegel auf natürliche Weise zu regulieren und gleichzeitig die Nährstoffversorgung sicherzustellen. Entdecken Sie im folgenden Kapitel, wie Sie durch gezielte Lebensmittelauswahl Ihre Blutfettwerte optimieren und Ihre Gesundheit nachhaltig stärken.

Die Kombination von löslichen Ballaststoffen und Phytosterolen verstärkt die cholesterinsenkende Wirkung.

Pflanzliche Alternativen

Pflanzliche Alternativen bieten vielfältige Möglichkeiten, den Cholesterinspiegel natürlich zu senken und die Herzgesundheit zu fördern. Pflanzenstanole und -sterole, die in Vollkornprodukten, Nüssen, Hülsenfrüchten und bestimmten Ölen vorkommen, hemmen die Cholesterinaufnahme im Darm. [s32] Lösliche Ballaststoffe, reichlich vorhanden in Obst, Bohnen und Hafer, reduzieren ebenfalls die Fettaufnahme und tragen so zur Cholesterinsenkung bei. [s32] Ein Beispiel für eine cholesterinbewusste Ernährung ist der verstärkte Konsum von Haferflocken zum Frühstück, kombiniert mit Beeren und Nüssen. Neben der Ernährungsumstellung können auch gezielt pflanzliche Präparate eingesetzt werden. Ein aus Pflanzen gewonnener Wirkstoff senkt nach Studien ldlcholesterin und Triglyceride um 20 bis 50 mg/dL bzw. 25 bis 55 mg/dL. [s33] Dieser Wirkstoff bietet eine Alternative für Personen, die bestimmte Medikamente nicht vertragen. [s33] Die Kombination dieses Wirkstoffes mit anderen pflanzlichen Produkten, etwa in Form von Nahrungsergänzungsmitteln, kann die Lipidprofile zusätzlich verbessern. [s33] Auch Sojaprodukte haben sich als wirksam bei der Cholesterinsenkung erwiesen, wobei sie laut einer Meta-Analyse effektiver sind als isolierte Sojaproteinsupplemente oder Isoflavone. [s34] Zusätzlich können Leinsamen, insbesondere ganze Leinsamen und Leinsamenlignane, positive Effekte auf den Cholesterinspiegel haben, während Leinsamenöl keine vergleichbare Wirkung zeigt. [s34]

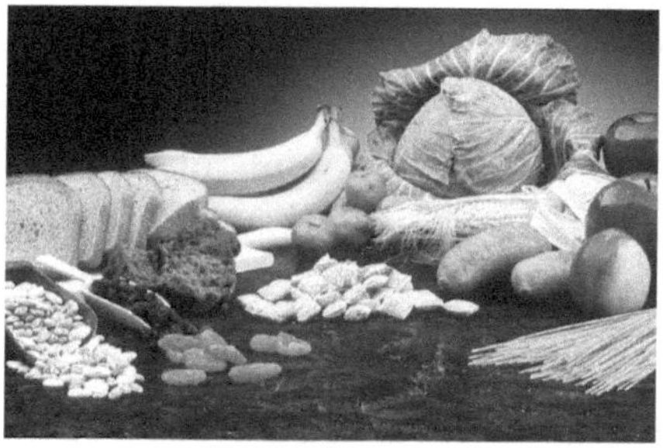

Lösliche Ballaststoffe [i7]

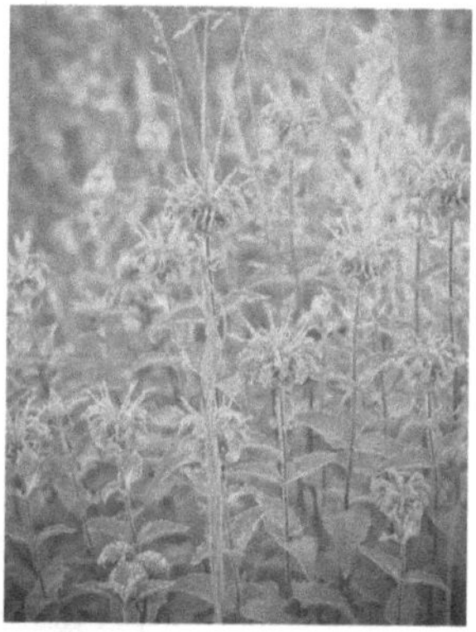

Bergamottextrakte [i8]

Darüber hinaus gibt es eine Reihe weiterer pflanzlicher Optionen, die in die Ernährung integriert werden können. Knoblauchpräparate können bei längerfristiger Einnahme (über zwei Monate) den Cholesterinspiegel senken, allerdings in geringerem Maße als cholesterinsenkende Medikamente. [s34] Grüner Tee zeigt ebenfalls eine moderate cholesterinsenkende Wirkung, wobei Gesamtcholesterin und LDL-C signifikant reduziert werden. [s34] Roter Hefereis kann ebenfalls den Cholesterinspiegel beeinflussen, allerdings sollten Produkte mit hohem Monacolin K-Gehalt aufgrund möglicher Nebenwirkungen mit Vorsicht genossen werden. [s34] Für Rotklee liegen inkonsistente Ergebnisse vor, dennoch gibt es Hinweise auf eine mögliche Reduktion des Gesamtcholesterins. [s34] Bergamottextrakte zeigen vielversprechende lipid-senkende Eigenschaften, jedoch ist die Studienlage noch begrenzt. [s34]

Neben der cholesterinsenkenden Wirkung bieten pflanzliche Alternativen auch Vorteile für die Nachhaltigkeit und die allgemeine Gesundheit. Pflanzliche Proteinquellen wie Soja, Erbsen oder Mikroalgen sind ressourcenschonender als tierische Produkte und tragen zur Vermeidung von Überfischung bei. [s35] Pflanzliche Milchalternativen aus Leguminosen, Getreide, Nüssen oder Samen werden immer beliebter und gelten als nachhaltiger als Kuhmilch. [s35] Eialternativen aus Soja, Erbsen, Äpfeln oder Aquafaba ermöglichen die Zubereitung cholesterinfreier Gerichte. [s35] Eine überwiegend pflanzliche Ernährung, reich an Obst, Gemüse, Hülsenfrüchten, Vollkornprodukten, Nüssen und Samen, fördert nicht nur die Herzgesundheit, sondern trägt auch zu einer ausgewogenen Nährstoffzufuhr bei. [s36] Pflanzliche Fette, insbesondere ungesättigte Fettsäuren, sind dabei vorzuziehen, während gesättigte Fette aus tierischen Quellen reduziert werden sollten. [s36] Die Kombination von Phytosterolen mit löslichen Ballaststoffen kann synergistische Effekte auf die Cholesterinsenkung haben. [s36]

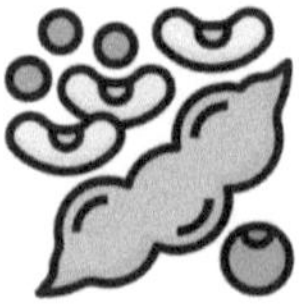

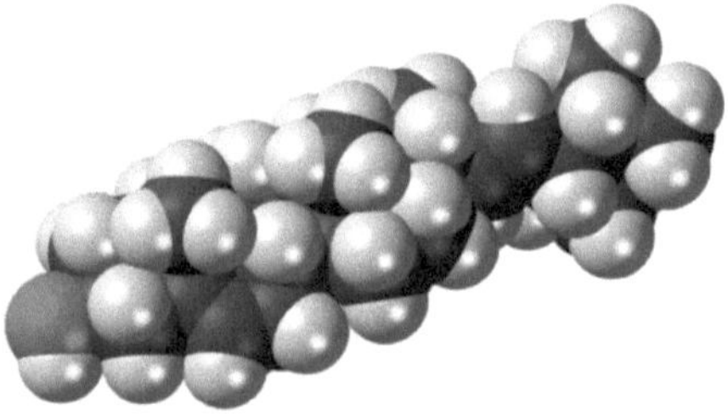

Phytosterole [i9]

Gut zu wissen

Bergamottextrakte

Bergamottextrakte werden aus der Bergamotte-Orange gewonnen und enthalten Polyphenole, die positive Auswirkungen auf den Cholesterinspiegel und andere Risikofaktoren für Herzerkrankungen haben können.

Leinsamenlignane

Leinsamenlignane sind sekundäre Pflanzenstoffe, die in Leinsamen vorkommen und positive Auswirkungen auf den Cholesterinspiegel haben können. Sie wirken antioxidativ und können Entzündungen reduzieren.

Lösliche Ballaststoffe

Lösliche Ballaststoffe quellen im Darm auf und binden dabei Cholesterin und Gallensäuren, die dann ausgeschieden werden. Dadurch wird die Cholesterinaufnahme reduziert und der Cholesterinspiegel gesenkt. Gute Quellen für lösliche Ballaststoffe sind Haferflocken, Äpfel und Hülsenfrüchte.

Pflanzenstanole

Pflanzenstanole ähneln in ihrer Struktur dem Cholesterin und konkurrieren mit diesem um die Aufnahme im Darm, wodurch sie den Cholesterinspiegel senken können. Sie sind in verschiedenen pflanzlichen Lebensmitteln wie Nüssen, Samen und Getreide enthalten.

Cholesteringehalt pflanzlicher Alternativen

Cholesterin in gängigen pflanzlichen Lebensmitteln

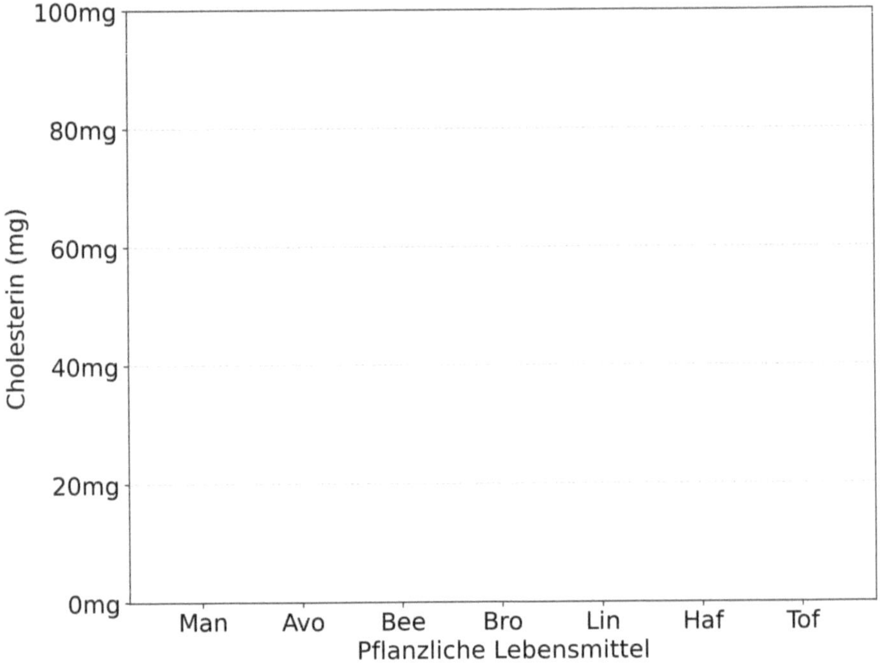

Avo: Avocado

Bee: Beeren

Bro: Brokkoli

Haf: Haferflocken

Lin: Linsen

Man: Mandeln

Tof: Tofu

Wie dargestellt, haben alle ausgewählten pflanzlichen Lebensmittel einen Cholesteringehalt von 0 mg, was die Idee bekräftigt, dass pflanzliche Ernährung von Natur aus cholesterinfrei ist und zur Senkung des Cholesterinspiegels beitragen kann.

Gesunde Eiweißquellen

Proteinreiche Lebensmittel sind unverzichtbar für den Aufbau und Erhalt von Körpergewebe, doch nicht alle Proteinquellen eignen sich gleichermaßen für eine cholesterinarme Ernährung. Tierische Produkte wie Fleisch und Milchprodukte enthalten zwar viel Protein, können aber auch reich an gesaettigten_fettsaeuren sein, die den Cholesterinspiegel negativ beeinflussen können [s37]. Daher ist es ratsam, bei der Auswahl der Proteinquellen auf magere Varianten zu achten. Geflügel ohne Haut und Fisch liefern hochwertiges Eiweiß und sind im Vergleich zu rotem Fleisch meist fettärmer [s38] [s37]. Besonders fettreiche Fischsorten wie Lachs, Makrele oder Hering bieten zusätzlich omegafettsaeuren, die sich positiv auf die Herzgesundheit auswirken und den Triglyceridspiegel senken können [s38]. Auch bei Milchprodukten sollte man fettarme oder fettfreie Optionen bevorzugen, um die Zufuhr von gesättigten Fettsäuren zu minimieren [s37]. Eier, insbesondere das Eigelb, enthalten zwar viel Cholesterin, liefern aber auch wichtige Nährstoffe. Um von den Vorteilen zu profitieren, ohne den Cholesterinspiegel übermäßig zu belasten, kann der Konsum auf maximal zwei Eigelb pro Woche beschränkt und durch Eiklar ergänzt werden [s37]. Neben tierischen Produkten gibt es auch zahlreiche pflanzliche Proteinquellen, die sich ideal in eine cholesterinarme Ernährung integrieren lassen. Hülsenfrüchte wie Linsen, Bohnen und Erbsen sind reich an Protein und Ballaststoffen und enthalten kein Cholesterin [s39]. Nüsse und Samen liefern neben Protein auch ungesättigte Fettsäuren, die sich günstig auf den Cholesterinspiegel auswirken können [s39]. Vollkornprodukte enthalten zwar weniger Protein als tierische oder einige pflanzliche Quellen, tragen aber durch ihren Ballaststoffreichtum ebenfalls zu einer gesunden Ernährung und einem ausgeglichenen Cholesterinspiegel bei [s39]. Eine abwechslungsreiche Kombination aus mageren tierischen und pflanzlichen Proteinquellen stellt sicher, dass

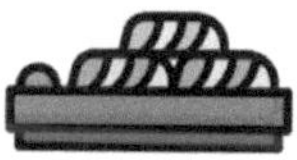

der Körper ausreichend mit allen notwendigen Aminosäuren versorgt wird und gleichzeitig die Cholesterinaufnahme im Rahmen bleibt. So könnte ein proteinreiches und cholesterinarmes Mittagessen aus gegrilltem Fisch mit Quinoa und einer bunten Gemüsebeilage bestehen.

Quinoa [i10]

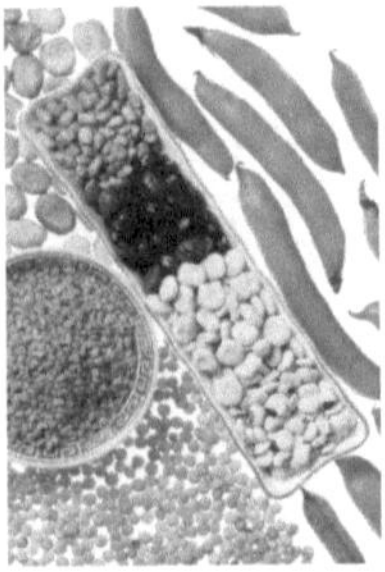

Hülsenfrucht [i11]

Gut zu wissen

Aminosäuren

Aminosäuren sind die Bausteine von Proteinen. Essentielle Aminosäuren müssen über die Nahrung aufgenommen werden, da der Körper sie nicht selbst herstellen kann. Eine ausgewogene Ernährung mit verschiedenen Proteinquellen stellt die Versorgung mit allen notwendigen Aminosäuren sicher.

Quinoa

Quinoa ist ein glutenfreies Pseudogetreide, das reich an Proteinen und Ballaststoffen ist und alle neun essentiellen Aminosäuren enthält. Es ist eine gute Wahl für eine cholesterinarme Ernährung und kann den Cholesterinspiegel positiv beeinflussen.

Triglyceride

Triglyceride sind eine Art von Fett im Blut. Ein hoher Triglyceridspiegel kann das Risiko für Herzerkrankungen erhöhen und wird oft mit einem hohen Cholesterinspiegel in Verbindung gebracht. Eine cholesterinarme Ernährung kann dazu beitragen, den Triglyceridspiegel zu senken.

Proteingehalt cholesterinarmer Lebensmittel

Proteingehalt pro 100 g verschiedener gesunder, cholesterinarmer Lebensmittel.

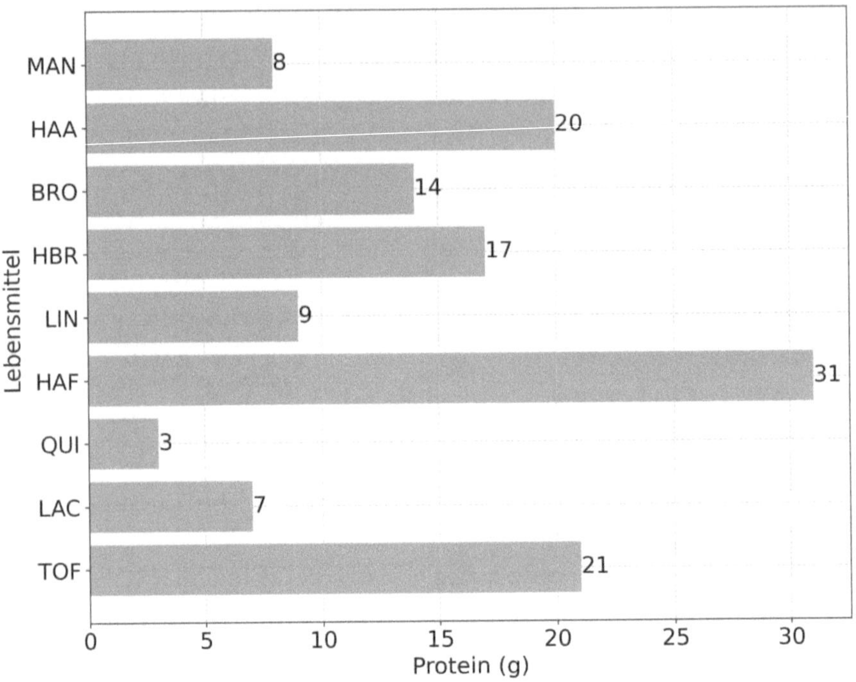

BRO: Brokkoli

HAF: Haferflocken

LAC: Lachs

MAN: Mandeln

TOF: Tofu

HAA: Schwarze Bohnen

HBR: Hühnerbrust

LIN: Linsen

QUI: Quinoa

Dieses Diagramm zeigt den unterschiedlichen Proteingehalt in gängigen cholesterinarmen Lebensmitteln. Lebensmittel wie Lachs und Linsen sind ausgezeichnete Quellen, während andere wie Tofu und Brokkoli moderate Mengen liefern. Die Auswahl einer Vielzahl dieser Lebensmittel kann zu einer ausgewogenen, proteinreichen Ernährung beitragen und gleichzeitig den Cholesterinspiegel kontrollieren.

Ballaststoffreiche Kost

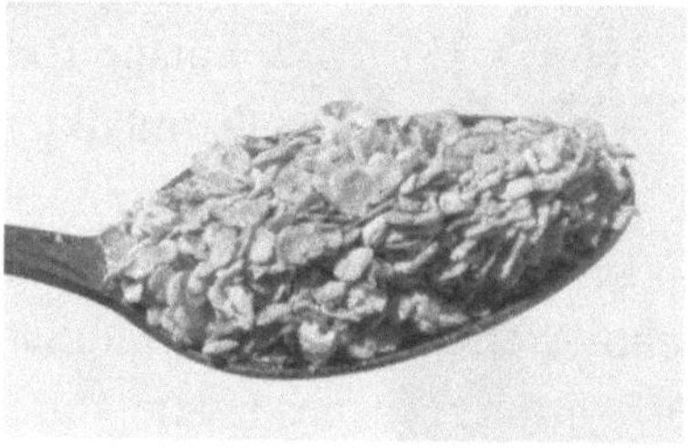

Haferflocken [i12]

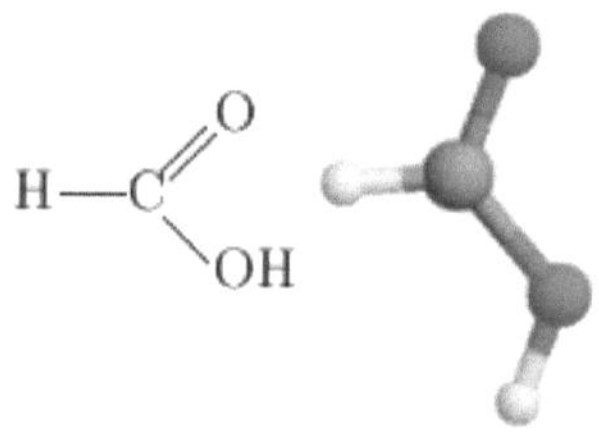

Kurzkettige Fettsäuren [i13]

Ballaststoffe, unverdauliche Kohlenhydrate, fördern die Darmgesundheit und wirken sich positiv auf den Cholesterinspiegel aus [s40]. Besonders die löslichen Ballaststoffe, die in Lebensmitteln wie Hafer, Bohnen und Obst vorkommen, binden Cholesterin im Darm und fördern dessen Ausscheidung [s41] [s42]. Dadurch wird die Aufnahme von Cholesterin in den Blutkreislauf reduziert, was zu einer Senkung des ldlcholesterins, dem "schlechten" Cholesterin, führt [s41]. Um diesen Effekt zu erzielen, wird eine tägliche Aufnahme von 10 bis 25 Gramm löslichen Ballaststoffen empfohlen [s42]. Neben der Reduktion des LDL-Cholesterins tragen Ballaststoffe auch zur Regulierung der Verdauung bei und erhöhen das Stuhlvolumen, hauptsächlich durch die wasserunlöslichen Faseranteile [s40]. Die meisten Menschen erreichen die empfohlene Tagesmenge von 25 Gramm Ballaststoffen für Frauen und 38 Gramm für Männer nicht [s40]. Eine ballaststoffreiche Ernährung, die Vollkornprodukte, Hülsenfrüchte, Obst und Gemüse beinhaltet, kann dazu beitragen, diese Lücke zu schließen und gleichzeitig den Cholesterinspiegel zu senken. Ein Müsli aus Vollkornhaferflocken mit Obst und Leinsamen bietet bereits eine gute Grundlage für eine ballaststoffreiche Mahlzeit. Die Kombination von Ballaststoffen mit anderen cholesterinsenkenden Maßnahmen, wie der Reduktion gesättigter Fettsäuren und dem verstärkten Konsum ungesättigter Fettsäuren, verstärkt die positive

Wirkung auf den Cholesterinspiegel [s43]. Besonders die gemeinsame Aufnahme von Ballaststoffen und Phytosterolen, die ebenfalls die Cholesterinaufnahme hemmen, kann synergistische Effekte erzielen [s44]. Darüber hinaus fördern Ballaststoffe das Wachstum gesunder Darmbakterien, die kurzkettige Fettsäuren produzieren, welche wiederum den Cholesterinspiegel positiv beeinflussen können [s40]. Auch die Einnahme von cholesterinsenkenden Medikamenten kann durch eine ballaststoffreiche Ernährung, insbesondere durch den Verzehr von Vollkornprodukten, in ihrer Wirksamkeit unterstützt werden [s40].

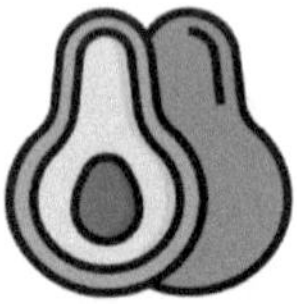

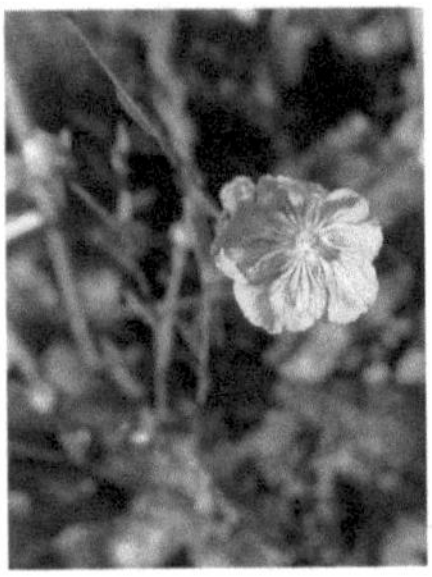

Leinsamen [i14]

Gut zu wissen

Kurzkettige Fettsäuren

Kurzkettige Fettsäuren entstehen im Dickdarm durch die Fermentation von Ballaststoffen durch die Darmbakterien. Sie dienen den Darmzellen als Energiequelle und können positive Auswirkungen auf den Cholesterinspiegel und die Darmgesundheit haben.

Synergistische Effekte

Synergistische Effekte entstehen, wenn die Kombination verschiedener Maßnahmen eine stärkere Wirkung erzielt als die Summe der Einzelwirkungen. Im Kontext der Cholesterinsenkung bedeutet dies, dass die Kombination von Ballaststoffen mit anderen cholesterinsenkenden Maßnahmen, wie z.B. dem Verzehr von Phytosterolen, eine größere Senkung des Cholesterinspiegels bewirkt, als wenn diese Maßnahmen einzeln angewendet werden.

Ballaststoffquellen zur Senkung des Cholesterinspiegels

Verteilung der Ballaststoffquellen in der Ernährung.

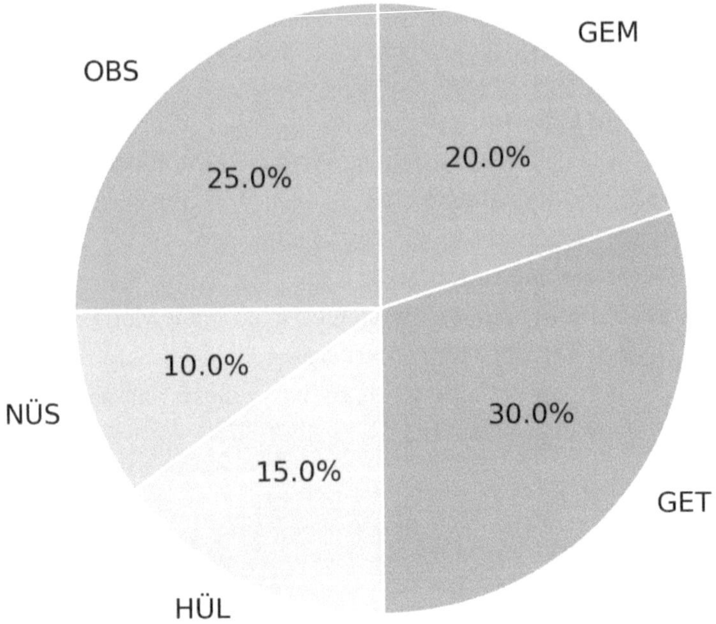

GEM: Gemüse

GET: Getreide (Vollkorn)

HÜL: Hülsenfrüchte

NÜS: Nüsse und Samen

OBS: Obst

Dieses Diagramm hebt die Bedeutung einer abwechslungsreichen Ballaststoffaufnahme für das Cholesterinmanagement hervor. Während Obst und Gemüse einen erheblichen Beitrag leisten, bietet die Einbeziehung von Vollkornprodukten und Hülsenfrüchten ein breiteres Spektrum an Ballaststoffarten, wodurch deren cholesterinsenkende Wirkung maximiert wird.

Konkrete Ratschläge

- Ersetzen Sie Butter im morgendlichen Müsli durch Nuss-Mus.
- Integrieren Sie zwei Handvoll Nüsse als täglichen Snack in Ihren Speiseplan.
- Bereichern Sie Ihre Salate mit Avocadostückchen für gesunde Fette und Cremigkeit.
- Tauschen Sie Kuhmilch durch Mandel- oder Hafermilch im Kaffee.
- Verwenden Sie beim Backen Apfelmus anstelle von Eiern, um Cholesterin zu sparen.
- Mixen Sie sich grüne Smoothies mit Spinat, Obst und Leinsamen.
- Snacken Sie Kichererbsen aus dem Ofen anstatt Chips.
- Kochen Sie Suppen und Eintöpfe mit Hülsenfrüchten als Basis.
- Ersetzen Sie Fleischgerichte einmal pro Woche durch ein Gericht mit Tofu oder Tempeh.
- Streuen Sie gehackte Walnüsse über Ihr Joghurt.
- Verwenden Sie beim Kochen Rapsöl anstelle von Kokosöl.
- Backen Sie Brot selbst mit Vollkornmehl und Leinsamen.
- Genießen Sie Guacamole als Dip zu Gemüsesticks.

2. 2 Fettreduzierte Zubereitung

Eine cholesterinbewusste Ernährungsumstellung erfordert die kritische Betrachtung der Zubereitung. Falsche Garmethoden und der übermäßige Einsatz von Fett können nicht nur den Cholesterinspiegel negativ beeinflussen, sondern auch wertvolle Nährstoffe zerstören. Die Wahl der richtigen Zubereitungsart ist daher entscheidend für den Erfolg Ihrer Ernährungsumstellung. Schonende Garverfahren und der bewusste Umgang mit Fetten erhalten Vitamine und Aromen und minimieren gleichzeitig die Aufnahme ungünstiger Fettbestandteile. Entdecken Sie im Folgenden, wie Sie Ihre gewohnten Gerichte mit einfachen Anpassungen gesünder und dennoch schmackhaft zubereiten.

Schonende Garmethoden minimieren den Bedarf an zusätzlichen Fetten und helfen so, die Aufnahme von Cholesterin zu reduzieren.

Schonende Garmethoden

Schonende Garmethoden erhalten Vitamine, Mineralstoffe und sekundäre Pflanzenstoffe, die durch starkes Erhitzen verloren gehen können. Sie tragen dazu bei, den Cholesterinspiegel natürlich zu senken, indem sie die Notwendigkeit von zusätzlichen Fetten beim Kochen reduzieren und die Aufnahme von cholesterinhaltigen Fettbestandteilen aus der Nahrung minimieren. Dämpfen zählt zu den schonendsten Zubereitungsarten. Hierbei gart das Gargut im Wasserdampf, ohne direkten Kontakt zum kochenden Wasser. Dadurch bleiben Vitamine und Mineralstoffe weitestgehend erhalten. Auch die Aromen bleiben intensiver, da sie nicht im Kochwasser ausgewaschen werden. Ähnlich verhält es sich beim Pochieren, bei dem Lebensmittel in Flüssigkeit knapp unter dem Siedepunkt gegart werden. Diese Methode eignet sich besonders für empfindliche Lebensmittel wie Fisch oder Eier. Blanchieren, das kurze Eintauchen von Gemüse in kochendes Wasser, gefolgt von einem Eisbad, erhält die Farbe und knackige Konsistenz.

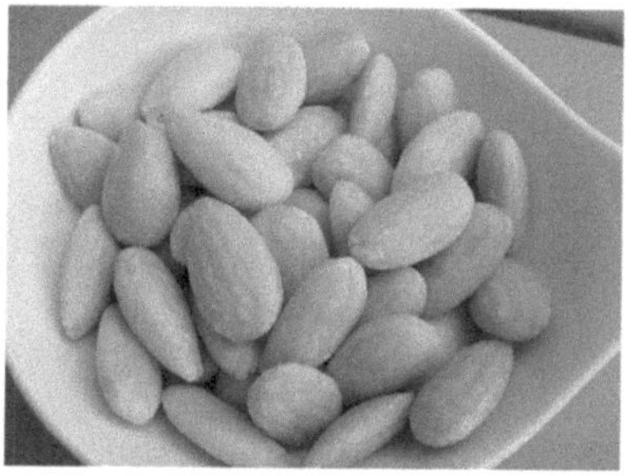

Blanchieren [i15]

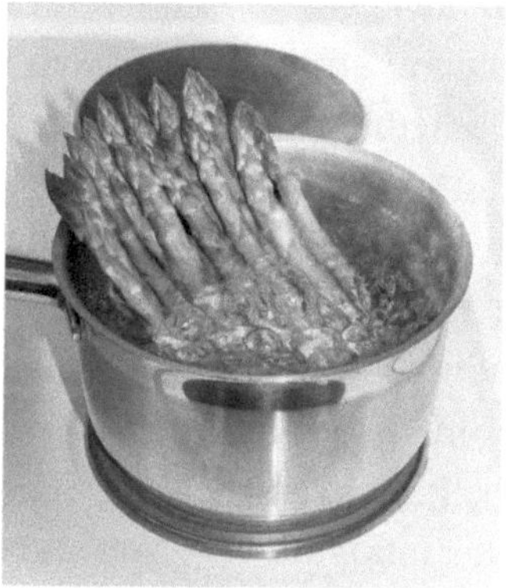

Dämpfen [i16]

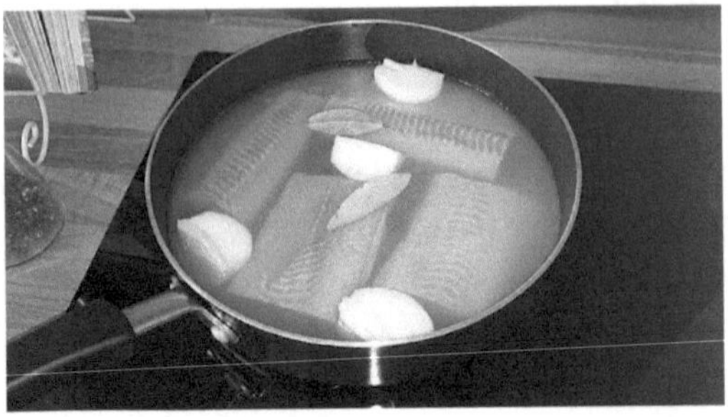

Pochieren [i17]

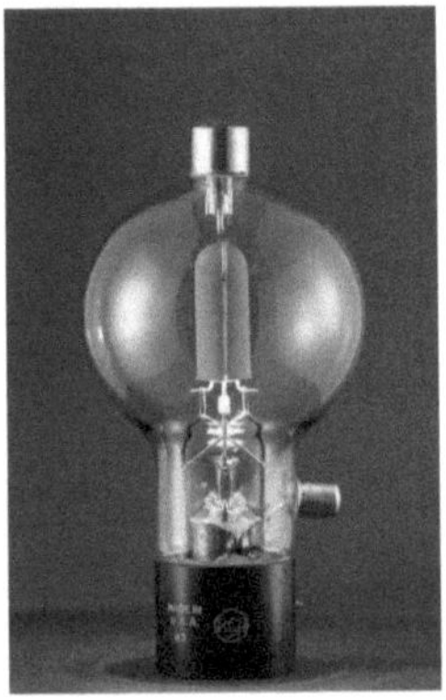

Sous Vide [i18]

Neben diesen klassischen Verfahren gibt es auch moderne schonende Garmethoden. Sous Vide garen bedeutet, Lebensmittel vakuumverpackt in einem Wasserbad bei niedrigen Temperaturen zu garen. Diese Methode ermöglicht eine präzise Temperaturkontrolle und sorgt für ein gleichmäßiges Garergebnis. Dadurch bleiben Nährstoffe und Aromen optimal erhalten. Auch die Hochdruckverarbeitung (HPP) zählt zu den innovativen Verfahren. Hierbei werden Lebensmittel unter hohem Druck behandelt, was Mikroorganismen inaktiviert und die Haltbarkeit verlängert, ohne die Nährwerte oder den Geschmack zu beeinträchtigen. Eine Kombination verschiedener Garmethoden kann ebenfalls vorteilhaft sein. Etwa kann Fleisch zunächst sous vide gegart und anschließend kurz angebraten werden, um Röstaromen zu entwickeln, ohne die Nährstoffe durch langes Braten zu zerstören. Konventionelle Methoden wie Braten oder Frittieren gehen dagegen oft mit hohen Temperaturen und langen Garzeiten einher, was zu Nährstoffverlusten und der Bildung schädlicher Substanzen führen kann. Achten Sie daher auf die Wahl der richtigen Garmethode, um die Nährstoffe in Ihren Lebensmitteln optimal zu erhalten und Ihre Gesundheit zu fördern. So können Sie etwa Gemüse dämpfen statt zu kochen, um die wasserlöslichen Vitamine zu bewahren. Deutsche Gesellschaft für Ernährung e. V. (DGE). (n.d.). Cholesterin. https://www.dge.de/wissenschaft/faqs/cholesterin/

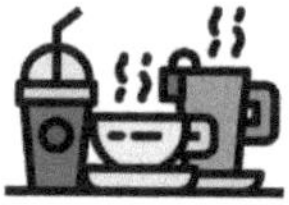

Gut zu wissen

Blanchieren

Blanchieren ist das kurze Eintauchen von Gemüse in kochendes Wasser, gefolgt von einem Eisbad. Diese Methode erhält die Farbe und knackige Konsistenz und trägt zu einer cholesterinbewussten Ernährung bei.

Frittieren

Frittieren ist eine Garmethode, bei der Lebensmittel in heißem Fett gebacken werden. Frittierte Speisen können viel Fett und somit auch Cholesterin enthalten und sollten daher nur in Maßen konsumiert werden, um den Cholesterinspiegel im Gleichgewicht zu halten.

Hochdruckverarbeitung

Die Hochdruckverarbeitung (HPP) ist ein innovatives Verfahren, bei dem Lebensmittel unter hohem Druck behandelt werden, um Mikroorganismen zu inaktivieren und die Haltbarkeit zu verlängern, ohne die Nährwerte oder den Geschmack zu beeinträchtigen und somit auch den Cholesterinspiegel nicht negativ zu beeinflussen.

Pochieren

Das Pochieren ist eine Garmethode, bei der Lebensmittel in Flüssigkeit knapp unter dem Siedepunkt gegart werden. Dies ist besonders schonend und hilft, den Cholesterinspiegel niedrig zu halten, da kein zusätzliches Fett benötigt wird.

Nährstoffverlust beim Kochen

Vergleich der Nährstoffretention bei schonenden und hochhitzigen Kochmethoden.

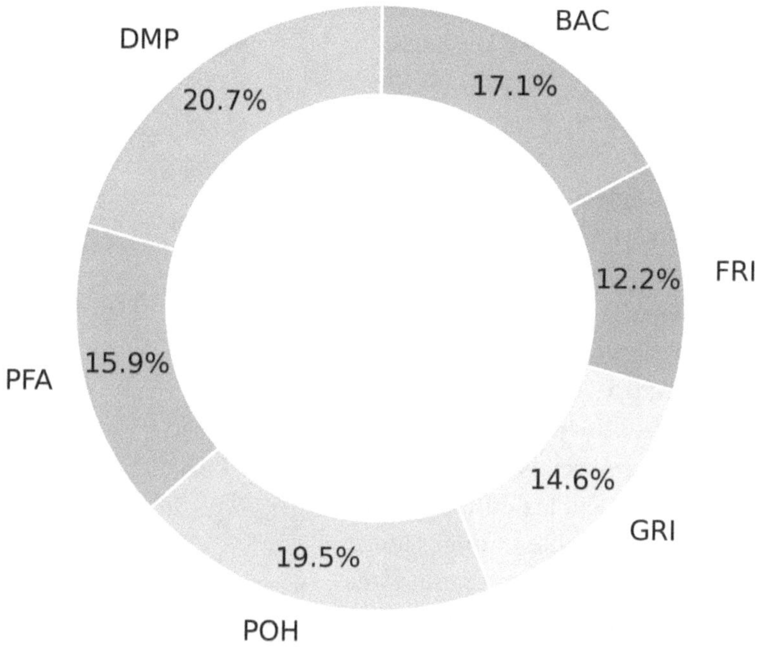

BAC: Backen

FRI: Frittieren

PFA: Pfannenrühren

DMP: Dämpfen

GRI: Grillen

POH: Pochieren

Schonende Kochmethoden wie Dämpfen und Pochieren erhalten im Allgemeinen einen größeren Prozentsatz an Nährstoffen im Vergleich zu Hochhitzmethoden wie Braten oder Grillen, bei denen der Nährstoffverlust, insbesondere wasserlöslicher Vitamine, signifikanter sein kann. Die Wahl geeigneter Kochmethoden kann dazu beitragen, die Nährstoffaufnahme für eine gesündere Ernährung zu maximieren.

Gesunde Öle verwenden

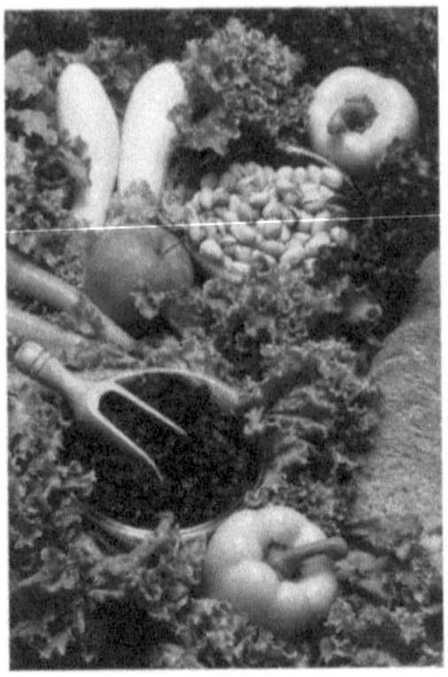

Pflanzenbasierte Ernährung [i19]

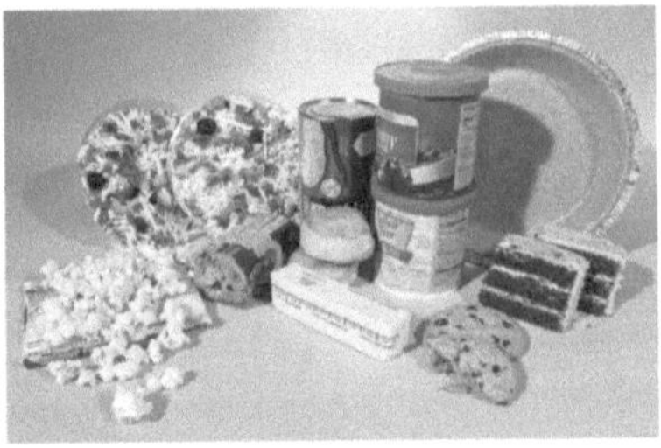

Transfette [i20]

Für eine cholesterinarme Ernährung ist die richtige Auswahl an Fetten entscheidend. Gesunde Öle liefern einfach und mehrfach ungesättigte Fettsäuren, die der Körper benötigt, um Vitamine aufzunehmen [s45]. Sie ersetzen idealerweise feste Fette, die reich an ungünstigen gesättigten Fettsäuren sind [s45]. Pflanzliche Öle wie Raps-, Oliven- oder Sonnenblumenöl, aber auch Öle aus Nüssen und Samen, bilden die Basis der mediterranen Küche und tragen dort zu einem reduzierten Cholesterinspiegel bei [s46]. Innerhalb einer cholesterinbewussten Ernährungsweise sollten ungesättigte Fette stets den Vorzug vor gesättigten und Transfetten erhalten, um gesundheitliche Risiken zu minimieren [s46]. Eine überwiegend pflanzenbasierte Ernährungsform, die verarbeitete Lebensmittel, Öle aus tierischen Quellen und stark fetthaltige Tierprodukte reduziert, unterstützt ebenfalls die Cholesterinsenkung [s47]. Dabei ist die moderate Verwendung von hochwertigen pflanzlichen Ölen durchaus im Rahmen einer gesunden, pflanzenbetonten Ernährung möglich [s47]. Wer z.B. seinen Cholesterinspiegel senken möchte, kann beim Backen Butter durch ein hochwertiges Rapsöl ersetzen und profitiert so von dessen günstigen

Fettsäureprofil und den enthaltenen Vitaminen [s48]. So kombiniert man genussvolles Backen mit einer cholesterinbewussten Ernährung.

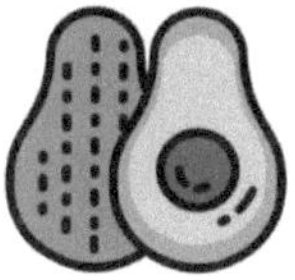

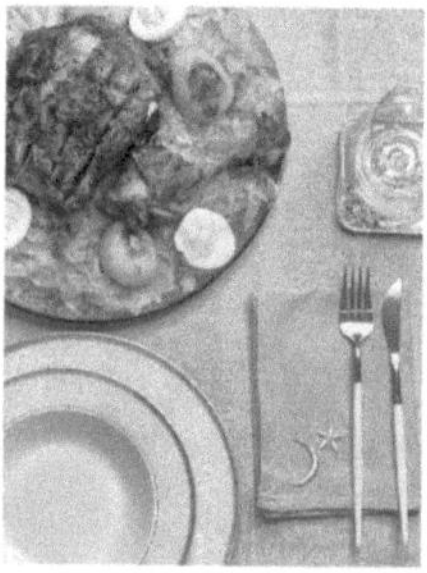

Mediterrane Küche [i21]

Gut zu wissen

Pflanzenbasierte Ernährung

Eine pflanzenbasierte Ernährung, die vor allem auf pflanzliche Lebensmittel wie Obst, Gemüse, Hülsenfrüchte, Vollkornprodukte, Nüsse und Samen setzt, ist in der Regel arm an gesättigten Fettsäuren und Cholesterin und kann so zu einer Senkung des Cholesterinspiegels beitragen.

Ungesättigte Fettsäuren

Ungesättigte Fettsäuren, insbesondere einfach und mehrfach ungesättigte, gelten als „gute" Fette. Sie können dazu beitragen, den LDL-Cholesterinspiegel zu senken und das Verhältnis von HDL- zu LDL-Cholesterin zu verbessern. Gute Quellen sind pflanzliche Öle, Nüsse, Samen und Avocados.

Fettsäureprofil gängiger Speiseöle

Vergleich von gesättigten, einfach ungesättigten und mehrfach ungesättigten Fettsäuren

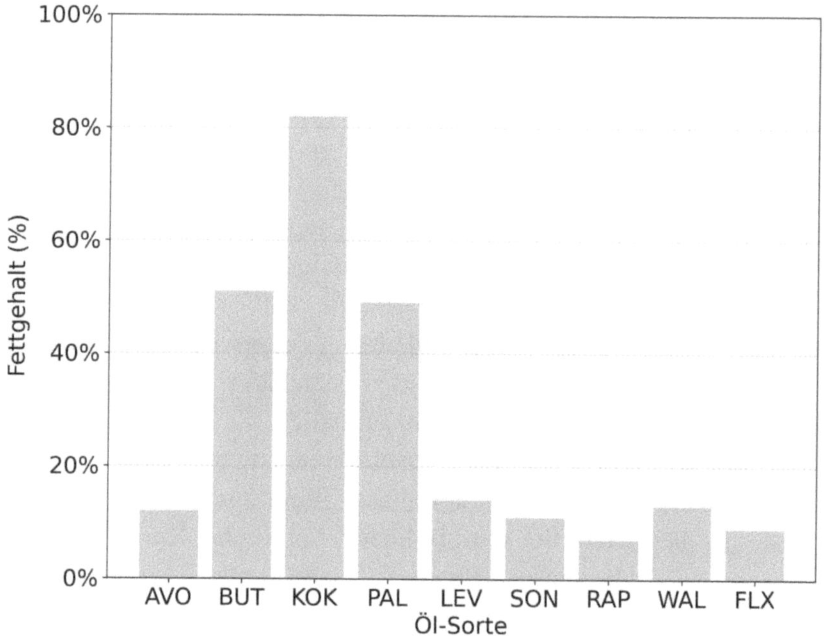

AVO: Avocadoöl

BUT: Butter

FLX: Leinsamenöl

KOK: Kokosöl

LEV: Olivenöl

PAL: Palmöl

RAP: Rapsöl

SON: Sonnenblumenöl

WAL: Walnussöl

Olivenöl und Avocadoöl sind reich an herzgesunden einfach ungesättigten Fettsäuren. Kokosöl ist zwar beliebt, hat aber einen sehr hohen Gehalt an gesättigten Fettsäuren. Leinsamen- und Walnussöl zeichnen sich durch ihren hohen Gehalt an mehrfach ungesättigten Fettsäuren, insbesondere Omega-3-Fettsäuren, aus, die für ihre entzündungshemmenden Eigenschaften bekannt sind. Die Wahl von Ölen mit einem geringeren Gehalt an gesättigten Fettsäuren und einem höheren Gehalt an ungesättigten Fettsäuren kann zu einer herzgesunden Ernährung beitragen.

Fettarme Alternativen

Fettarme Alternativen bilden einen Eckpfeiler der cholesterinbewussten Ernährung. Sie ermöglichen es, den Konsum von gesaettigten_fettsaeuren und Cholesterin zu reduzieren, ohne auf Genuss verzichten zu müssen. [s49] Ein wichtiger Aspekt ist der Austausch von fettreichen Milchprodukten durch fettarme oder -freie Varianten. So kann man beispielsweise Joghurt, Milch und Käse in der fettarmen Version wählen und so die Gesamtfettaufnahme senken, ohne den Bedarf an Calcium und anderen wichtigen Nährstoffen zu vernachlässigen. [s50] Auch beim Fleischkonsum bieten sich zahlreiche Alternativen: Mageres Geflügel, Fisch oder mageres Rindfleisch enthalten weniger Fett und Cholesterin als fettreichere Sorten. Das Entfernen sichtbarer Fettpartien vor der Zubereitung reduziert den Fettgehalt zusätzlich. Zusätzlich zu fettarmen Milchprodukten und mageren Fleischsorten, tragen auch pflanzliche Lebensmittel, reich an löslichen Ballaststoffen, zur Senkung des LDL-Cholesterins bei. Haferflocken, Bohnen, Äpfel und Zitrusfrüchte sind nur einige Beispiele. [s49] pflanzenstanole und -sterole, die in einigen Margarinen, Joghurts und anderen angereicherten Lebensmitteln vorkommen, können ebenfalls die Cholesterinaufnahme hemmen. [s49] Gewürze und Kräuter bieten eine schmackhafte Alternative zu fettreichen Saucen und Dressings und ermöglichen es, den Geschmack von Speisen zu intensivieren, ohne zusätzliche Fette oder Cholesterin hinzuzufügen. [s49] Wer etwa Geflügel zubereitet, kann statt einer fettreichen Sahnesauce auf eine leichte Kräutermarinade zurückgreifen und so den Fettgehalt des Gerichts deutlich reduzieren.

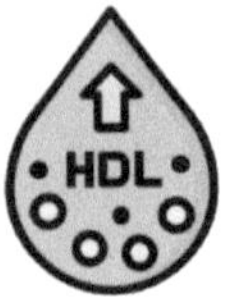

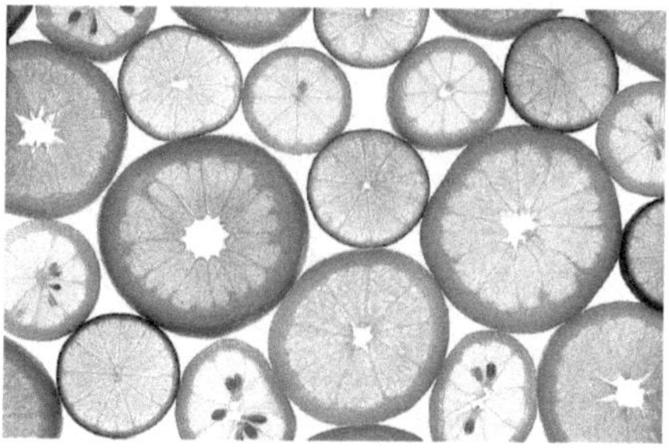

Zitrusfrüchte [i22]

Gut zu wissen

LDL-Cholesterin

LDL-Cholesterin, auch bekannt als "schlechtes" Cholesterin, kann sich an den Arterienwänden ablagern und das Risiko für Herzerkrankungen erhöhen. Eine fettreduzierte Ernährung kann helfen, den LDL-Cholesterinspiegel zu senken.

Lösliche Ballaststoffe

Lösliche Ballaststoffe in Lebensmitteln wie Haferflocken und Bohnen binden Cholesterin im Darm und fördern dessen Ausscheidung, was zu einer Senkung des Cholesterinspiegels beiträgt.

Fettarme Lebensmittel

Sättigungsindex, Kalorien und Fettgehalt von fettarmen Alternativen.

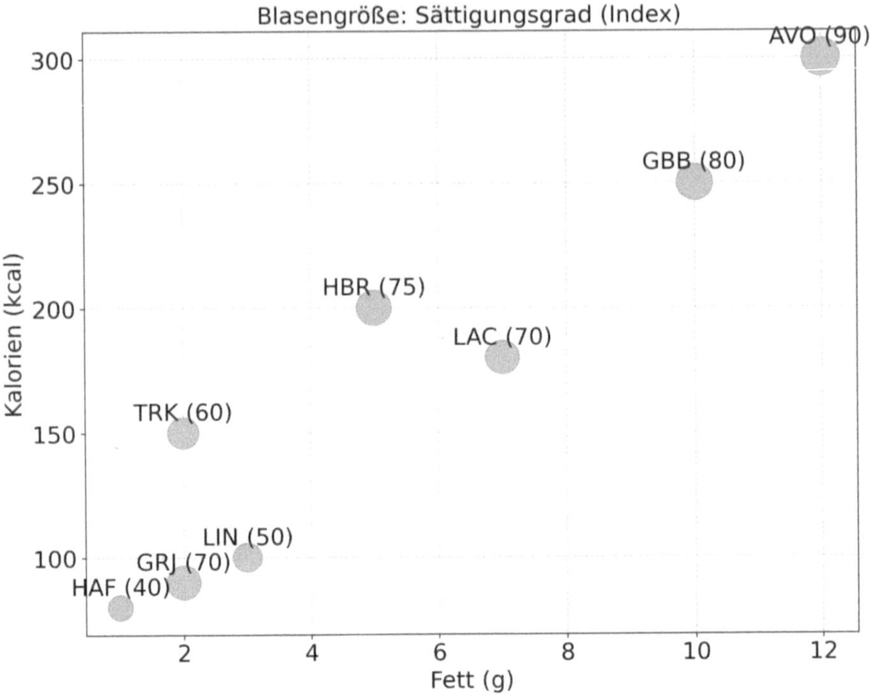

Blasengröße: Sättigungsindex (Index)

AVO: Avocado

GBB: Gebackene Bohnen

GRJ: Griechischer Joghurt

HAF: Haferflocken

HBR: Hühnerbrust

LAC: Lachs

LIN: Linsen

TRK: Putenbrust

Im Allgemeinen haben fettärmere Optionen tendenziell weniger Kalorien. Einige fettärmere Alternativen können jedoch trotz weniger Kalorien und weniger Fett einen ähnlichen Sättigungsgrad bieten. Die Wahl dieser Optionen kann für die Kontrolle von Cholesterin und Gewicht von Vorteil sein.

Konkrete Ratschläge

- Reduzieren Sie die benötigte Fettmenge beim Anbraten, indem Sie Gemüse zunächst im eigenen Saft dünsten.
- Garen Sie Fleisch und Fisch in beschichteten Pfannen, um mit minimalem Fett auszukommen.
- Besprühen Sie Backbleche mit Öl anstatt sie einzufetten, um Kalorien einzusparen.
- Nutzen Sie die natürliche Süße von Obst, z.B. pürierten Bananen, beim Backen, um Zucker und Fett zu reduzieren.
- Ersetzen Sie fettreiche Soßen durch selbstgemachte Gemüsepürees, beispielsweise aus Karotten oder Kürbis.
- Verwenden Sie fettarmen Frischkäse als Basis für Dips und Cremes.
- Binden Sie Soßen mit pürierten Kartoffeln oder Gemüseflocken anstatt mit Sahne oder Butter.
- Marinieren Sie Fleisch in fettarmen Joghurt- oder Buttermilchmarinaden für mehr Geschmack und Zartheit.
- Rösten Sie Gemüse im Backofen mit Gewürzen und Kräutern, um intensive Aromen ohne Fett zu erzielen.
- Entdecken Sie die Vielfalt von Pilzen als geschmacksintensive und fettarme Zutat für Soßen und Füllungen.
- Bereiten Sie selbstgemachte Gemüsebrühe zu und frieren Sie diese portionsweise ein, um Suppen und Eintöpfe fettarm zu verfeinern.
- Verwenden Sie beim Kochen fettarmes Hackfleisch und lassen Sie es nach dem Anbraten abtropfen, um überschüssiges Fett zu entfernen.
- Experimentieren Sie mit verschiedenen Garmethoden wie Dämpfen oder Pochieren, um den natürlichen Geschmack von Lebensmitteln ohne zusätzliches Fett hervorzuheben.

2. 3 Mahlzeitenplanung

Mahlzeitenplanung ist ein zentraler Bestandteil einer erfolgreichen Ernährungsumstellung zur natürlichen Senkung des Cholesterinspiegels. Sie hilft, die Kontrolle über Portionsgrößen und Kalorienzufuhr zurückzugewinnen und ungesunde Essgewohnheiten zu durchbrechen. Eine durchdachte Planung reduziert nicht nur das Risiko für cholesterinreiche Spontankäufe, sondern erleichtert auch die Integration gesunder, cholesterinarmer Alternativen in den Alltag. Die Umsetzung einer Ernährungsumstellung im Alltag birgt verschiedene Herausforderungen, von Zeitmangel bis hin zu verlockenden Versuchungen. Mit den richtigen Strategien und praktischen Werkzeugen lassen sich diese Hürden jedoch überwinden. Entdecken Sie in diesem Kapitel, wie Sie mit effektiver Mahlzeitenplanung Ihre Ernährung optimieren und Ihre Cholesterinwerte nachhaltig verbessern.

Erfolgreiche Mahlzeitenplanung zur Senkung des Cholesterinspiegels erfordert die Berücksichtigung individueller Bedürfnisse, Vorlieben und der persönlichen Gesundheitskompetenz.

Portionsgrößen optimieren

Portionsgrößen zu optimieren hilft, die Kalorienzufuhr zu kontrollieren und das Cholesterin natürlich zu senken. Achten Sie auf die tatsächlichen Portionsgrößen, die Sie zu sich nehmen. Oft unterschätzen wir, wie viel wir essen [s51]. Nutzen Sie beispielsweise kleinere Teller. Ein kleinerer Teller kann die Wahrnehmung der Menge beeinflussen und dazu führen, dass Sie sich mit weniger zufrieden fühlen [s52]. Lesen Sie die Nährwertangaben auf Lebensmittelverpackungen. Hier finden Sie die empfohlene Portionsgröße und den entsprechenden Kaloriengehalt [s53]. Diese Informationen helfen Ihnen, Ihre Mahlzeiten besser zu planen und die Kontrolle über Ihre Kalorienzufuhr zu behalten. Konzentrieren Sie sich darauf, nur so viel zu essen, wie Ihr Körper tatsächlich benötigt, unabhängig davon, ob Sie zu Hause kochen oder auswärts essen [s51]. Im Restaurant können Sie z.B. eine Mahlzeit teilen oder Reste mit nach Hause nehmen [s52] [s53]. Planen Sie Ihre Mahlzeiten im Voraus und bereiten Sie gesunde Snacks oder Mittagessen vor, insbesondere für Tage mit vielen Terminen [s51]. So vermeiden Sie ungesunde Zwischenmahlzeiten und halten Ihre Portionsgrößen im Griff.

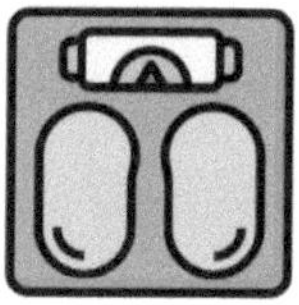

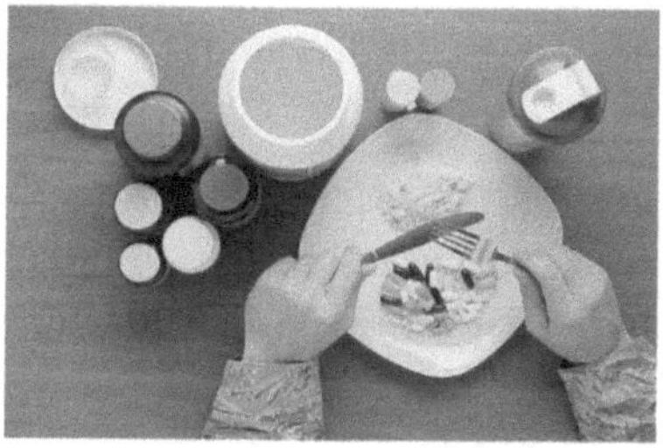

Mahlzeitenersatzprodukte [i23]

Mahlzeitenersatzprodukte in kontrollierten Portionen können ebenfalls hilfreich sein, um die Kalorienaufnahme zu regulieren [s54]. Achten Sie darauf, den größten Teil Ihrer Kalorien am Morgen zu konsumieren. Das kann Übergewicht vorbeugen Fasten kann eine weitere Strategie z Kalorienaufnahme sein, indem der Zeitraum, begrenzt wird [s54]. Eine sehr kalorienarme Kalorien pro Tag) sollte nur unter ärztlicher Zeiträume in Betracht gezogen werden nährstoffreiche Lebensmittel wie Obst, Gemüse Vollkornprodukte und fettarme Milchprodukte i Die DASH-Diät empfiehlt beispielsweise täg Gemüse und Obst, 7 Portionen Kohlenhydrat Milchprodukte und maximal 2 Portionen r Beachten Sie, dass die Portionsgrößen für Fette sie eine hochkonzentrierte Energiequelle sind [s wie Hülsenfrüchte, Nüsse und Samen soll während tierisches Protein hauptsächlich a fettarmen Milchprodukten, Eiern und Fisch Verwenden Sie salzfreie Gewürze und Kräute Ihrer Speisen zu verbessern, anstatt auf Salz Wenn Sie Ihre Mahlzeiten selbst zubereiten, b am Einkauf und der Planung. So treffen Sie v Entscheidungen [s51].

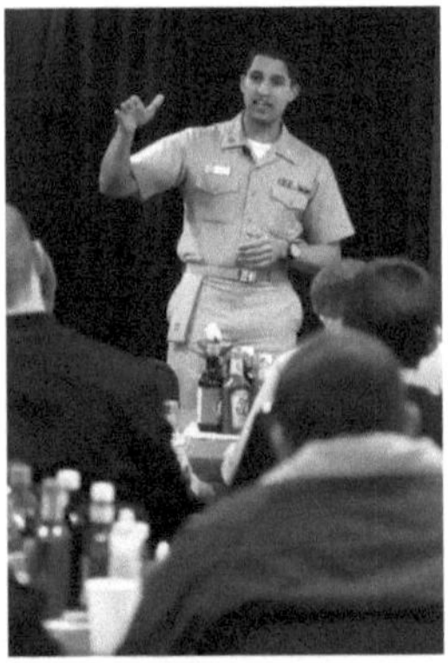

Ernährungsberater [i24]

Wichtig ist, dass Sie Ihre Portionsgrößen und Essgewohnheiten an Ihre individuellen Bedürfnisse, Vorlieben und Ihre Gesundheitskompetenz anpassen [s57]. Ein individueller Ernährungsplan, der in Zusammenarbeit mit einem Ernährungsberater entwickelt wird, berücksichtigt Ihre persönlichen Umstände und kann regelmäßig angepasst werden, um Veränderungen im Lebensstil und im Krankheitsverlauf Rechnung zu tragen

[s58]. Praktische Werkzeuge für die tägliche Mahlzeitenplanung können Ihnen helfen, Ihre Ernährungsziele langfristig zu erreichen und Ihre Cholesterinwerte natürlich zu senken [s58].

Gut zu wissen

Ernährungsberater

Ein Experte für Ernährung, der Menschen dabei hilft, ihre Ernährung zu verbessern und gesundheitliche Probleme durch eine angepasste Ernährung zu behandeln. Ein Ernährungsberater kann bei der Erstellung eines individuellen Plans zur Senkung des Cholesterinspiegels helfen.

Gesundheitskompetenz

Die Fähigkeit, Gesundheitsinformationen zu verstehen und zu nutzen, um Entscheidungen über die eigene Gesundheit zu treffen. Eine gute Gesundheitskompetenz ist wichtig für die langfristige Planung und Umsetzung cholesterinsenkender Maßnahmen.

Intermittierendes Fasten

Eine Essmethode, bei der die Nahrungsaufnahme auf bestimmte Zeitfenster beschränkt ist. Es kann die Kalorienzufuhr reduzieren und den Cholesterinspiegel senken.

Mahlzeitenersatzprodukte

Speziell zubereitete Produkte, die eine Mahlzeit ersetzen sollen und oft eine kontrollierte Menge an Kalorien und Nährstoffen enthalten. Sie können bei der Gewichtskontrolle und Cholesterinsenkung helfen.

Ideale Tellerverteilung zur Senkung des Cholesterinspiegels

Empfohlene Lebensmittelgruppenanteile für eine cholesterinsenkende Ernährung.

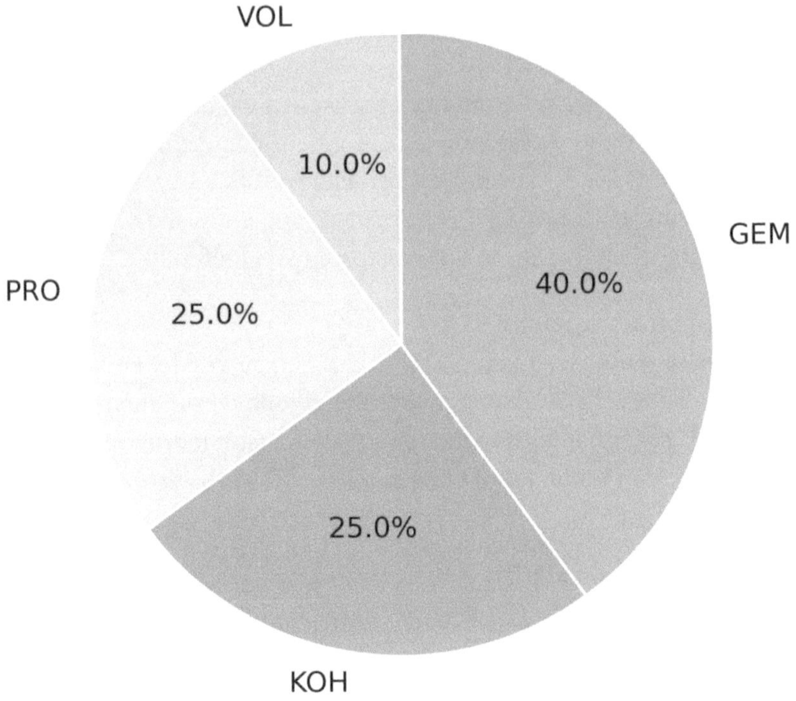

GEM: Gemüse (ohne Stärke)

KOH: Kohlenhydrate (Vollkorn)

PRO: Proteine (Mager)

VOL: Vollkorn

Dieses Diagramm unterstreicht die Bedeutung von Gemüse und Obst in einer herzgesunden Ernährung, die die Hälfte des Tellers ausmachen. Vollkornprodukte liefern wichtige Ballaststoffe und Nährstoffe, während magere Proteinquellen eine gesunde Muskelmasse unterstützen. Die Begrenzung ungesunder Fette ist entscheidend für die Kontrolle des Cholesterinspiegels.

Zwischenmahlzeiten gestalten

Zwischenmahlzeiten tragen entscheidend zu einer ausgewogenen Ernährung und zum Cholesterinmanagement bei. Durch strategische Planung lassen sich Heißhungerattacken vermeiden und die Gesamtenergiezufuhr kontrollieren [s59]. Eine gleichmäßige Verteilung der Kalorienzufuhr über den Tag mit regelmäßigen Mahlzeiten und Zwischenmahlzeiten hilft, den Hunger zu regulieren und so die Portionsgrößen der Hauptmahlzeiten im Rahmen zu halten [s59]. Wer seine Mahlzeiten plant, integriert auch Zwischenmahlzeiten in seinen Speiseplan [s60]. Das bewusste Auswählen nährstoffreicher Lebensmittel für die Zwischenmahlzeiten fördert zudem eine abwechslungsreiche und vollwertige Ernährung [s60]. Integrieren Sie unter anderem Obst, Gemüse, eine Handvoll Nüsse oder ungesüßten Joghurt in Ihren Tagesablauf. Die Planung der Zwischenmahlzeiten sollte, wie die der Hauptmahlzeiten, die benötigte Zubereitungszeit berücksichtigen [s61]. So wird die Umsetzung im Alltag erleichtert und die Wahrscheinlichkeit erhöht, dass die geplanten, cholesterinfreundlichen Zwischenmahlzeiten auch tatsächlich konsumiert werden [s62]. Eine gute Planung kann auch dazu beitragen, auf Fertigprodukte zu verzichten, die oft weniger nährstoffreich sind und versteckte Fette enthalten können [s63]. Stattdessen ermöglicht die Planung die Vorbereitung gesunder Alternativen, die schnell zur Hand sind, wenn der kleine Hunger kommt.

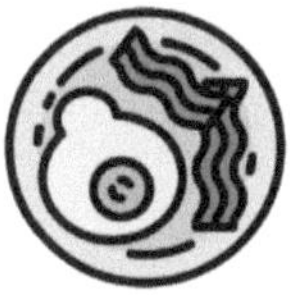

Gut zu wissen

Cholesterinfreundlich

Bezeichnet Lebensmittel und Zubereitungsarten, die den Cholesterinspiegel positiv beeinflussen, indem sie beispielsweise wenig gesättigte Fettsäuren und viel Ballaststoffe enthalten.

Cholesterinmanagement

Umfasst alle Maßnahmen zur Senkung und Kontrolle des Cholesterinspiegels, einschließlich Ernährung, Bewegung und gegebenenfalls Medikamente.

Fertigprodukte

Industriell verarbeitete Lebensmittel, die oft hohe Mengen an ungesunden Fetten, Zucker und Zusatzstoffen enthalten, welche die Cholesterinwerte negativ beeinflussen können.

Nährwerte von Snacks

Vergleich des Ballaststoff-, Protein- und ungesättigten Fettgehalts in verschiedenen Snacks.

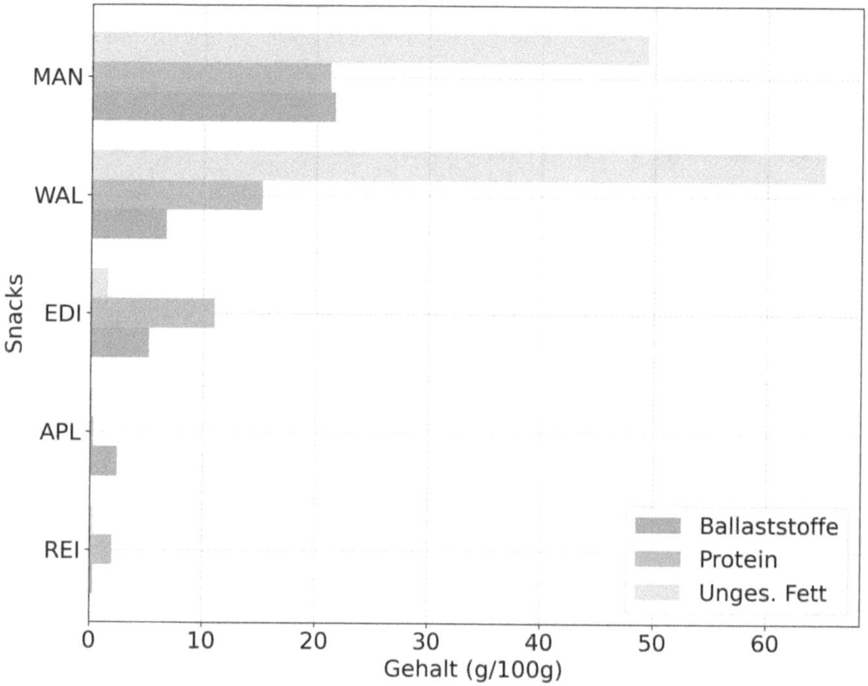

APL: Apfel

MAN: Mandeln

WAL: Walnüsse

EDI: Edamame

REI: Reiswaffeln

Mandeln und Walnüsse zeichnen sich durch ihren hohen Gehalt an Ballaststoffen, Proteinen und ungesättigten Fettsäuren aus, wodurch sie ideal zur Senkung des Cholesterinspiegels sind. Edamame bietet ebenfalls erhebliche Mengen an Ballaststoffen und Proteinen. Während Obst zwar nützliche Ballaststoffe liefert, enthält es weniger Protein und Fett. Reiswaffeln enthalten wenig von allen drei Nährstoffen, was darauf hindeutet, dass sie für die Cholesterinregulierung weniger nützlich sind, wenn sie allein konsumiert werden.

Wochenpläne erstellen

Wochenpläne sind ein effektives Werkzeug, um die Ernährungsumstellung im Alltag zu verankern und das Cholesterin natürlich zu senken. Ein strukturierter Plan hilft, gesunde Essgewohnheiten zu etablieren und ungesunde, cholesterinreiche Lebensmittel zu reduzieren. Beginnen Sie mit einer Bestandsaufnahme Ihrer aktuellen Ernährungsgewohnheiten und notieren Sie, welche Mahlzeiten und Zwischenmahlzeiten Sie üblicherweise konsumieren. Analysieren Sie diese Liste im Hinblick auf cholesterinreiche Lebensmittel und überlegen Sie, durch welche cholesterinarmen Alternativen Sie diese ersetzen können. So schaffen Sie die Grundlage für einen individuellen Wochenplan, der Ihren Bedürfnissen und Vorlieben entspricht. Integrieren Sie dabei die Empfehlungen für Portionsgrößen und die Gestaltung von Zwischenmahlzeiten aus den vorherigen Abschnitten. Ein Wochenplan erleichtert nicht nur die Auswahl der Lebensmittel, sondern auch den Einkauf. Erstellen Sie eine Einkaufsliste basierend auf Ihrem Plan, um Spontankäufe und ungesunde Lebensmittel im Supermarkt zu vermeiden. Ein gut durchdachter Wochenplan kann auch die benötigte Zeit für die Zubereitung der Mahlzeiten reduzieren.

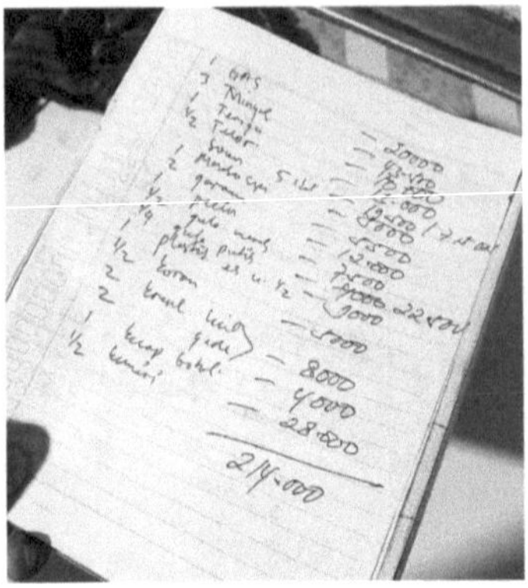

Einkaufsliste [i25]

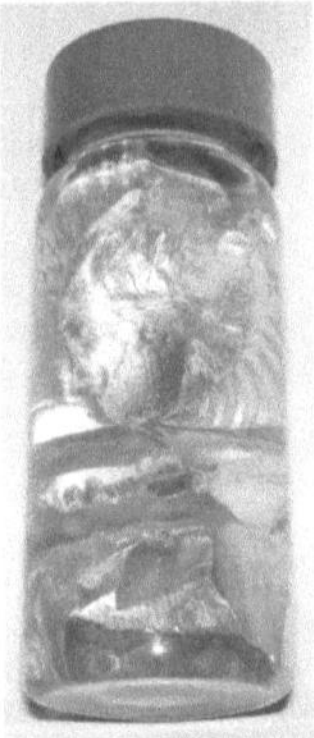

Natrium [i26]

Planen Sie z. B. Gerichte vor, die sich gut vorbereiten oder in größeren Mengen kochen lassen, um Reste am nächsten Tag zu verwenden. So sparen Sie Zeit und gewährleisten gleichzeitig eine gesunde Ernährung. Menüs, die auf den empfohlenen Portionen der verschiedenen Lebensmittelgruppen basieren, sind besonders hilfreich für die Planung ausgewogener Mahlzeiten [s64]. Durch den Austausch bestimmter Lebensmittel innerhalb eines solchen Menüs lässt sich zudem die Natriumzufuhr reduzieren [s64]. Notieren Sie Ihre Mahlzeiten und Zwischenmahlzeiten für jeden Wochentag und berücksichtigen Sie dabei die benötigte Zubereitungszeit, um die Umsetzung im Alltag zu erleichtern.

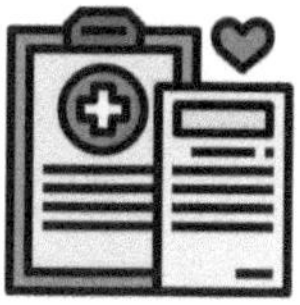

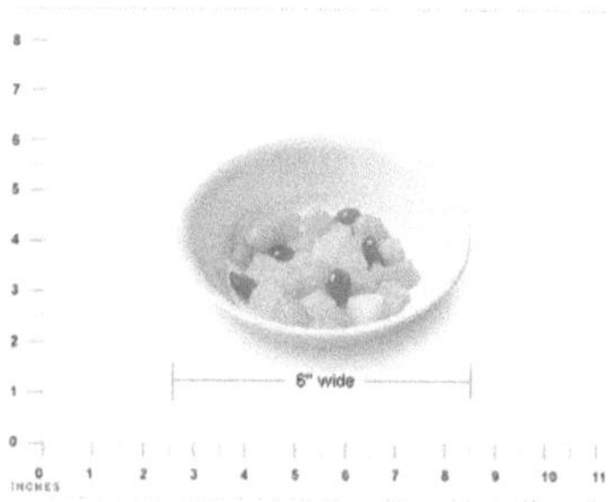

Portionsgröße [i27]

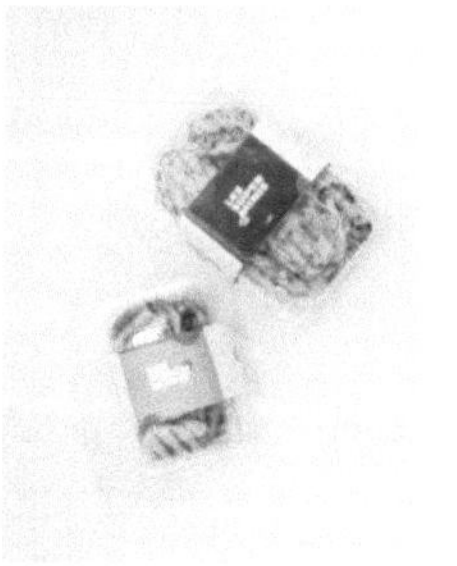

Zwischenmahlzeit [i28]

Wöchentliche Speiseplanverteilung zur Senkung des Cholesterinspiegels

Verteilung der Mahlzeittypen in einem wöchentlichen Plan zur Senkung des Cholesterinspiegels.

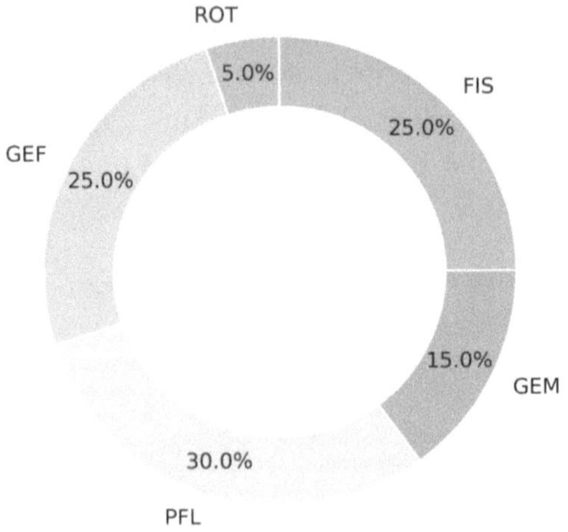

FIS: Fisch/Meeresfrüchte (2-3 Portionen)

GEM: Gemischt (Snacks, etc.)

ROT: Rotes Fleisch (Mager) (1 Portion oder weniger)

GEF: Geflügel (2-3 Portionen)

PFL: Pflanzlich (Hülsenfrüchte, Tofu, etc.) (3-4 Portionen)

Dieses Diagramm visualisiert einen ausgewogenen Speiseplan zur Senkung des Cholesterinspiegels. Die Betonung auf Fisch, Geflügel und pflanzlichen Mahlzeiten spiegelt die aktuellen Ernährungsempfehlungen für die Herzgesundheit wider. Die Begrenzung von rotem Fleisch und die Priorisierung ballaststoffreicher Optionen tragen dazu bei, den Cholesterinspiegel effektiv zu steuern. Die Einbeziehung von "Sonstigen" stellt wahrscheinlich Snacks oder kleinere Mahlzeiten dar, die idealerweise auf das allgemeine gesunde Ernährungsmuster abgestimmt sind.

Konkrete Ratschläge

- Planen Sie Ihre Mahlzeiten anhand von Farbcodes für verschiedene Lebensmittelgruppen, um die Vielfalt auf Ihrem Teller sicherzustellen.
- Richten Sie einen wöchentlichen „Koch-Abend“ ein, an dem Sie Gerichte für die kommende Woche vorbereiten und portionieren.
- Verwenden Sie ungewöhnliche Gewürze und Kräuter, um Ihre Mahlzeiten geschmacklich aufzuwerten und so die Lust auf ungesunde Alternativen zu mindern.
- Tauschen Sie Kochideen mit Freunden oder Kollegen aus, um neue Inspirationen für Ihre Mahlzeitenplanung zu erhalten.
- Erstellen Sie eine „Notfall-Box“ mit gesunden Snacks für unerwartete Heißhungerattacken.
- Hängen Sie Ihren Wochenplan gut sichtbar in der Küche auf, um ihn täglich im Blick zu haben und konsequent umzusetzen.
- Gehen Sie vor dem Einkauf satt einkaufen, um Impulskäufen von ungesunden Lebensmitteln vorzubeugen.
- Nutzen Sie die Reste vom Abendessen kreativ für das Mittagessen am nächsten Tag, um Zeit und Lebensmittel zu sparen.
- Organisieren Sie ein gemeinsames Kochen mit Freunden oder Familie, um die Mahlzeitenplanung geselliger zu gestalten.
- Belohnen Sie sich für das konsequente Einhalten Ihres Mahlzeitenplans – nicht mit Essen, sondern mit anderen angenehmen Aktivitäten.
- Integrieren Sie saisonale Lebensmittel in Ihre Planung, um von der Frische und dem Geschmack der jeweiligen Jahreszeit zu profitieren.
- Besuchen Sie einen lokalen Bauernmarkt, um frische und regionale Produkte für Ihre Mahlzeiten zu finden.

Rückblick - 2. Ernährungsumstellung planen

Eine Ernährungsumstellung zur Senkung Ihres Cholesterinspiegels mag zunächst komplex erscheinen, lässt sich aber mit einem durchdachten Plan gut in den Alltag integrieren. Der Schlüssel zum Erfolg liegt in einer schrittweisen Veränderung Ihrer Essgewohnheiten, die Ihre individuellen Bedürfnisse und Vorlieben berücksichtigt. Anstatt radikale Diäten zu verfolgen, konzentrieren Sie sich darauf, langfristig gesunde Entscheidungen zu treffen. Beginnen Sie mit einer ehrlichen Analyse Ihrer aktuellen Ernährung. Welche Lebensmittel konsumieren Sie regelmäßig? Wo verstecken sich potenzielle Cholesterinbomben? Identifizieren Sie zunächst Bereiche mit Verbesserungspotenzial, bevor Sie konkrete Änderungen vornehmen.

Sobald Sie ein klares Bild Ihrer Essgewohnheiten haben, können Sie mit der Planung Ihrer Ernährungsumstellung beginnen. Ersetzen Sie gesättigte Fettsäuren, die häufig in tierischen Produkten vorkommen, durch ungesättigte Fettsäuren aus pflanzlichen Ölen, Nüssen und Avocados. Integrieren Sie cholesterinsenkende Lebensmittel wie Haferflocken, Hülsenfrüchte und Obst in Ihren Speiseplan. Achten Sie dabei besonders auf lösliche Ballaststoffe, die die Cholesterinaufnahme im Darm hemmen. Experimentieren Sie mit neuen Rezepten und entdecken Sie die Vielfalt der pflanzlichen Küche. Ein leckeres Quinoa-Gericht mit gegrilltem Fisch und buntem Gemüse ist nur ein Beispiel für eine cholesterinarme und zugleich proteinreiche Mahlzeit. Denken Sie auch an schonende Garmethoden wie Dämpfen oder Pochieren, um die Nährstoffe in Ihren Lebensmitteln optimal zu erhalten und den Bedarf an zusätzlichen Fetten zu reduzieren.

Die Planung Ihrer Mahlzeiten und Zwischenmahlzeiten ist entscheidend für den Erfolg Ihrer Ernährungsumstellung. Erstellen Sie Wochenpläne, um Ihre Einkäufe zu optimieren und Spontankäufe ungesunder Lebensmittel zu vermeiden. Berücksichtigen Sie Ihre persönlichen Vorlieben und Ihren Zeitplan, um die Umsetzung im Alltag zu erleichtern. Bereiten Sie gesunde Snacks wie Obst, Gemüse oder eine Handvoll Nüsse vor, um Heißhungerattacken zu vermeiden und Ihre Energiezufuhr gleichmäßig über den Tag zu verteilen. Auch im Restaurant können Sie Ihre Cholesterinwerte im Blick behalten, indem Sie beispielsweise kleinere Portionen wählen oder eine Mahlzeit teilen. Nutzen Sie die Nährwertangaben auf Lebensmittelverpackungen, um Ihre Portionsgrößen zu kontrollieren und ein Bewusstsein für die Kalorienzufuhr zu entwickeln. Scheuen Sie sich nicht, bei Bedarf professionelle Unterstützung in Anspruch zu nehmen. Ein Ernährungsberater kann Ihnen helfen, einen individuellen Ernährungsplan zu erstellen, der auf Ihre Bedürfnisse abgestimmt ist.

Eine Ernährungsumstellung erfordert Geduld und Ausdauer. Seien Sie nicht entmutigt, wenn Sie nicht sofort Ergebnisse sehen oder gelegentlich von Ihrem Plan abweichen. Jeder kleine Schritt in Richtung einer gesünderen Ernährung ist ein Erfolg. Konzentrieren Sie sich auf die positiven Veränderungen, die Sie bereits erreicht haben und feiern Sie Ihre Fortschritte. Mit einem realistischen Plan, einer positiven Einstellung und der richtigen Unterstützung können Sie Ihre Cholesterinwerte natürlich senken und Ihre Gesundheit nachhaltig verbessern.

3. Natürliche Cholesterinsenkung

Wussten Sie, dass unser Körper täglich selbst Cholesterin produziert - ganz unabhängig von der Nahrung? Die Natur bietet zahlreiche Möglichkeiten, den Cholesterinspiegel auf sanfte Weise zu regulieren. Von der Kraft bestimmter Pflanzen bis hin zu einfachen Bewegungsroutinen existieren bewährte Methoden, die ohne Nebenwirkungen auskommen. Der moderne Lebensstil mit Hektik und Stress erschwert jedoch oft die Umsetzung dieser natürlichen Ansätze. Entdecken Sie in diesem Kapitel, wie Sie mit der Weisheit der Natur Ihre Blutfettwerte wieder in Balance bringen können.

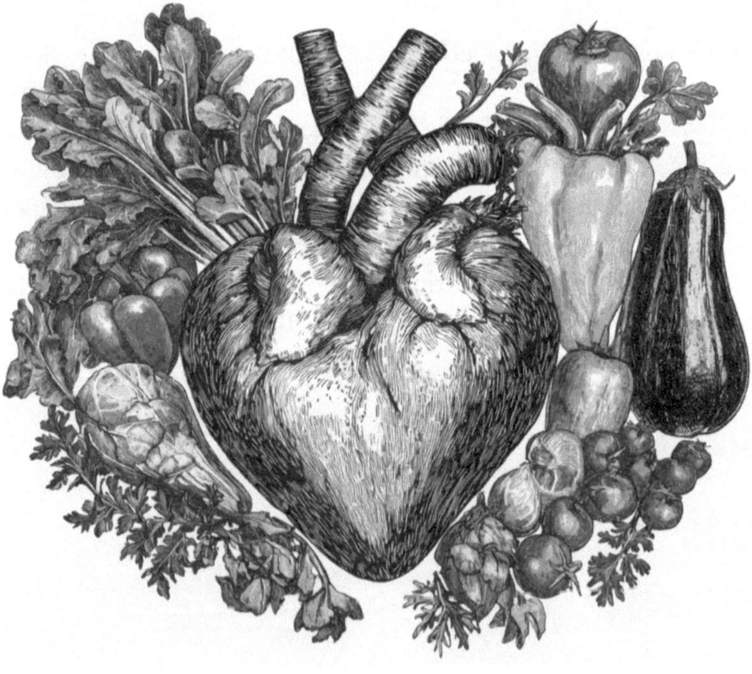

3. 1 Heilpflanzen nutzen

Heilpflanzen bieten vielfältige Möglichkeiten, den Cholesterinspiegel auf natürliche Weise zu beeinflussen. Kräuter, Gewürze und Extrakte enthalten bioaktive Substanzen, die LDL-Cholesterin, HDL-Cholesterin und Triglyceride regulieren können. Doch die Anwendung erfordert Wissen über Wirkungen und mögliche Wechselwirkungen. Knoblauch, Ingwer, Kurkuma und Zimt sind nur einige Beispiele für Gewürze und Kräuter mit potenziell cholesterinsenkenden Eigenschaften. Auch Pflanzenextrakte bieten konzentrierte Wirkstoffe, die gezielt eingesetzt werden können. Die richtige Auswahl und Dosierung sind entscheidend für den Erfolg. Entdecken Sie im Folgenden, welche Heilpflanzen Ihnen helfen können, Ihre Cholesterinwerte in Balance zu bringen.

Für eine natürliche Cholesterinsenkung ist eine abwechslungsreiche Ernährung mit verschiedenen cholesterinsenkenden Kräutern und Gewürzen empfehlenswert, da diese unterschiedliche Cholesterin-Parameter beeinflussen und sich in ihrer Wirkung ergänzen können.

Wirksame Kräuter

Verschiedene Kräuter zeigen positive Effekte auf den Cholesterinspiegel. Pflanzensterole etwa können LDL-Cholesterin und Gesamtcholesterin reduzieren [s65]. Auch Leinsamen kann, insbesondere bei postmenopausalen Frauen, das Gesamtcholesterin senken [s65]. Ingwer enthält [s66]-Gingerol, welches antioxidative und entzündungshemmende Eigenschaften besitzt [s67]. Studien zeigen, dass Ingwerpulver die Lipidwerte senken kann [s67]. Ingwer kann – über einen Zeitraum von mehr als acht Wochen – den Gesamt- und LDL-Cholesterinspiegel senken [s66]. Zu beachten ist, dass Ingwer, besonders in Kombination mit Blutverdünnern, das Blutungsrisiko erhöhen kann [s66]. Weitere Kräuter mit positivem Einfluss auf die Cholesterinwerte sind: Basilikum, Blaubeeren, Sellerie, Löwenzahn, Dill, Eugenol, Ginseng, Trauben, Grüner Tee, Schwarzkümmel und Flohsamen [s68]. Diese beeinflussen verschiedene Cholesterin-Parameter, wie LDL, HDL und triglyceride, auf unterschiedliche Weise. So senkt etwa Basilikum LDL und Gesamtcholesterin, während es gleichzeitig HDL erhöht [s68]. Blaubeeren hingegen wirken sich positiv auf Triglyceride und LDL-Werte aus [s68]. Eine abwechslungsreiche Ernährung mit diesen Kräutern kann daher einen Beitrag zur Regulierung des Cholesterinspiegels leisten.

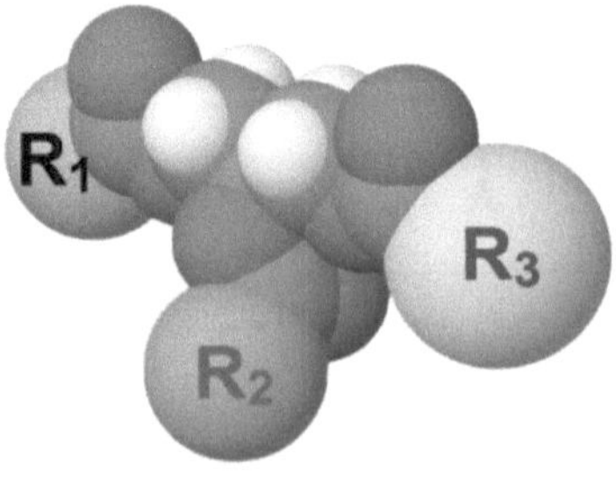

Triglyceride [i29]

Cholesterinsenkende Wirkung von Kräutern

Relative Wirksamkeit basierend auf Studien

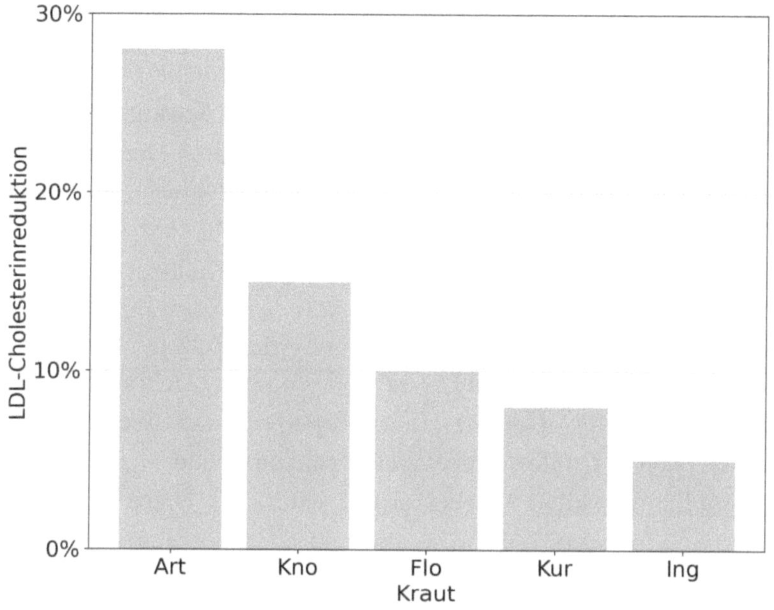

Art: Artischockenblattextrakt

Flo: Flohsamenschalen

Ing: Ingwer

Kno: Knoblauch

Kur: Kurkuma

Artischockenblattextrakt zeigt die vielversprechendste cholesterinsenkende Wirkung unter den vorgestellten Kräutern. Während Knoblauch und Flohsamenschalen ebenfalls bemerkenswerte Reduzierungen aufweisen, ist ihre Wirkung weniger ausgeprägt als bei Artischocken. Weitere Forschung ist erforderlich, um die langfristigen Auswirkungen und optimalen Dosierungen dieser Kräuter für das Cholesterinmanagement vollständig zu verstehen. Diese Ergebnisse legen nahe, dass die Einbeziehung bestimmter Kräuter in eine ausgewogene Ernährung zu einem gesunden Cholesterinspiegel beitragen kann.

Heilsame Gewürze

Gewürze bieten neben ihren kulinarischen Vorzügen auch gesundheitsfördernde Eigenschaften, die insbesondere im Zusammenhang mit Cholesterin interessant sind. Knoblauch etwa, ein alltägliches Gewürz, kann nicht nur den Cholesterinspiegel senken, sondern auch die Verklumpung der Blutplättchen hemmen [s69]. Dies kann das Risiko für Thrombosen und andere kardiovaskuläre Erkrankungen reduzieren. Kurkuma, bekannt für seine leuchtend gelbe Farbe, enthält Curcumin. Diesem Wirkstoff werden antioxidative und entzündungshemmende Eigenschaften zugeschrieben, die sich positiv auf das Lipidprofil und somit auch auf den Cholesterinspiegel auswirken können [s69]. Schwarzer Pfeffer, oft in Kombination mit Kurkuma verwendet, kann die Lipidperoxidation reduzieren, ein Prozess, der zur Schädigung der Zellmembranen beiträgt und mit erhöhten Cholesterinwerten in Verbindung gebracht wird [s69]. Zimt, ein beliebtes Gewürz in Süßspeisen und Getränken, kann ebenfalls den Cholesterinspiegel senken und zusätzlich die Insulinempfindlichkeit verbessern [s69]. Diese verbesserte Insulinempfindlichkeit kann indirekt zu einer günstigeren Cholesterinregulation beitragen. Ein weiteres Gewürz mit cholesterinsenkenden Eigenschaften ist Koriander. Studien deuten darauf hin, dass Koriander die Blutfettwerte signifikant senken kann [s69]. Wer seinen Cholesterinspiegel auf natürliche Weise regulieren möchte, kann diese Gewürze in seinen täglichen Speiseplan integrieren. Etwa ein halber bis eine ganze Knoblauchzehe täglich kann bereits positive Effekte auf den Cholesterinspiegel haben [s70]. Um von den positiven Eigenschaften der Gewürze optimal zu profitieren, sollten sie regelmäßig und in angemessenen Mengen konsumiert werden.

Gut zu wissen

Insulinempfindlichkeit

Insulinempfindlichkeit beschreibt, wie gut der Körper auf das Hormon Insulin reagiert. Eine hohe Insulinempfindlichkeit bedeutet, dass der Körper weniger Insulin benötigt, um den Blutzucker zu regulieren. Gewürze wie Zimt können die Insulinempfindlichkeit verbessern.

Knoblauch

Knoblauch enthält Allicin, welches die Cholesterinproduktion in der Leber hemmen kann. Studien zeigen, dass eine regelmäßige Einnahme von Knoblauch den LDL-Cholesterinspiegel und den Gesamtcholesterinspiegel senken kann.

Lipidprofil

Ein Lipidprofil ist eine Blutuntersuchung, die verschiedene Fettwerte im Blut misst, darunter Gesamtcholesterin, LDL-Cholesterin, HDL-Cholesterin und Triglyceride. Es gibt Aufschluss über das Risiko für Herz-Kreislauf-Erkrankungen.

Schwarzer Pfeffer

Piperin, der Scharfstoff im schwarzen Pfeffer, kann die Bioverfügbarkeit von Curcumin erhöhen. Schwarzer Pfeffer selbst kann die Fettverdauung verbessern und so die Cholesterinaufnahme reduzieren.

Cholesterinsenkende Gewürze

Auswirkungen von Gewürzen auf den Cholesterinspiegel.

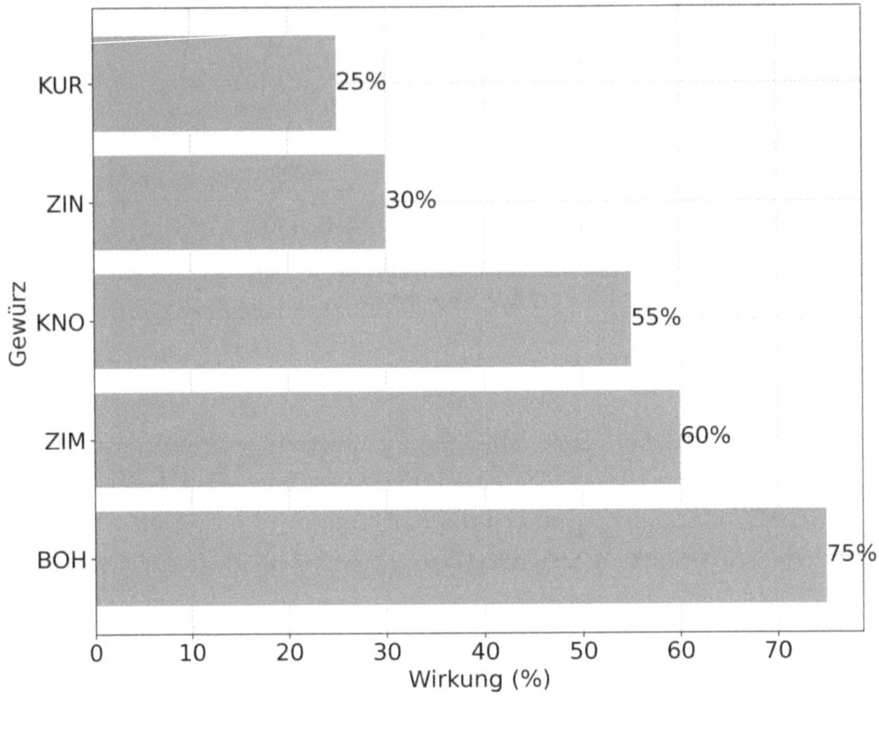

BOH: Bockshornklee

KUR: Kurkuma

ZIN: Ingwer

KNO: Knoblauch

ZIM: Zimt

Kurkuma zeigt das stärkste Potenzial zur Cholesterinsenkung, gefolgt von Ingwer und Knoblauch. Zimt und Bockshornklee tragen ebenfalls dazu bei, ihre Wirkung ist jedoch vergleichsweise geringer. Dies deutet darauf hin, dass Kurkuma, Ingwer und Knoblauch in Ernährungsstrategien zur Cholesterinregulierung priorisiert werden sollten.

Pflanzliche Extrakte

Pflanzliche Extrakte bieten aufgrund ihrer vielfältigen bioaktiven Komponenten ein breites Spektrum an Anwendungsmöglichkeiten zur Unterstützung der Gesundheit [s71]. Diese reichen von der traditionellen Medizin bis hin zur modernen Forschung, die das therapeutische Potenzial dieser Extrakte untersucht. Neben den bereits erwähnten Kräutern und Gewürzen, die als ganze Pflanze verwendet werden, gewinnen Extrakte zunehmend an Bedeutung. Sie ermöglichen eine konzentrierte Aufnahme der bioaktiven Substanzen. Diese Verbindungen, unter anderem mit antioxidativen und entzündungshemmenden Eigenschaften, können gezielt zur Behandlung verschiedener Beschwerden eingesetzt werden [s71]. So können Extrakte aus Heilpflanzen, die traditionell zur Wundheilung eingesetzt wurden, nun auch auf ihre antioxidativen und antimikrobiellen Eigenschaften untersucht werden [s72]. Ein Tee aus solchen Pflanzenextrakten, etwa mit Nelken oder Kamille, könnte somit nicht nur wohltuend sein, sondern auch die körpereigenen Abwehrkräfte unterstützen. Die Forschung zu pflanzlichen Extrakten ist dynamisch und vielversprechend, doch für eine fundierte Anwendung ist es ratsam, sich an die Dosierungsempfehlungen des jeweiligen Produkts zu halten und gegebenenfalls ärztlichen Rat einzuholen. [s73]

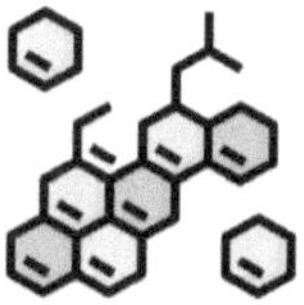

Gut zu wissen

Antimikrobiell

Wirkt gegen schädliche Mikroorganismen. Einige Heilpflanzen mit antimikrobiellen Eigenschaften können das Wachstum von Bakterien hemmen, die Entzündungen im Körper fördern und indirekt den Cholesterinspiegel beeinflussen können.

Bioaktive Komponenten

Stoffe in Heilpflanzen, die positive Wirkungen auf den Körper haben können, z. B. die Senkung des Cholesterinspiegels.

Entzündungshemmend

Heilpflanzen mit entzündungshemmenden Eigenschaften können helfen, chronische Entzündungen zu reduzieren, die ein Risikofaktor für hohe Cholesterinwerte sind.

Wirksamkeit von Pflanzenextrakten zur Cholesterinsenkung

Wirksamkeit und Dosierung von Pflanzenextrakten zur Cholesterinsenkung, bezogen auf ihren Wirkstoffgehalt.

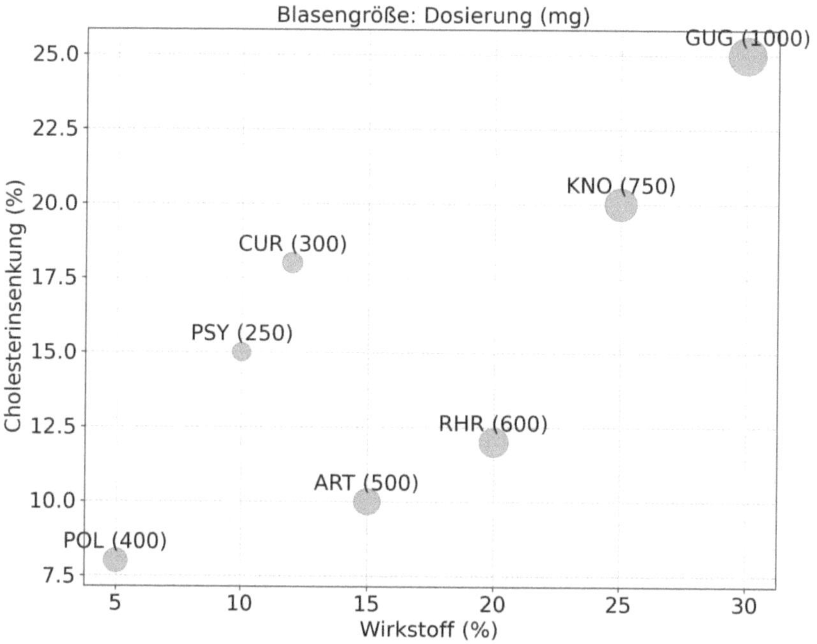

Blasengröße: Dosierung (mg)

ART: Artischockenextrakt

CUR: Curcumin

GUG: Guggul-Extrakt

KNO: Knoblauchextrakt

POL: Policosanol

PSY: Flohsamenschalen

RHR: Roter Hefereis

Ein höherer Wirkstoffgehalt korreliert im Allgemeinen mit einer erhöhten Wirksamkeit bei der Cholesterinsenkung. Eine hohe Dosierung führt nicht immer zu einer höheren Wirksamkeit, was darauf hindeutet, dass für einige Extrakte ein optimaler Dosierungsbereich existiert. Einige Extrakte zeigen eine hohe Wirksamkeit auch bei geringerem Wirkstoffgehalt, was auf synergistische Effekte oder andere Einflussfaktoren hindeutet.

Konkrete Ratschläge

- Steigern Sie die Heilpflanzenpower durch selbstgemachte Kräutertees: Kombinieren Sie beispielsweise Löwenzahn, Basilikum und Ingwer für eine cholesterinsenkende Teemischung.
- Bauen Sie regelmäßig frische Kräuter wie Dill oder Koriander in Ihre Gerichte ein, um von deren positiven Eigenschaften zu profitieren.
- Kultivieren Sie Ihre eigenen Heilkräuter im Garten oder auf dem Balkon, um stets frische Zutaten zur Hand zu haben.
- Kreieren Sie ein aromatisches Kräuteröl mit Knoblauch und Rosmarin – ideal zum Verfeinern von Salaten und Gemüsegerichten.
- Experimentieren Sie mit Gewürzmischungen: Verbinden Sie Kurkuma mit schwarzem Pfeffer und Zimt, um die Cholesterinsenkung zu unterstützen.
- Verwenden Sie gemahlenen Schwarzkümmel als Topping für Joghurt, Müsli oder Suppen.
- Reichern Sie Ihre Smoothies mit pulverisierten Heilpflanzen wie Flohsamen oder Gerstengras an.
- Integrieren Sie Basilikum-Pesto nicht nur in Pasta, sondern auch als Brotaufstrich oder zu Kartoffeln.
- Verfeinern Sie Ihre Desserts mit Zimt und Ingwer, um Genuss und Gesundheitsförderung zu verbinden.
- Pressen Sie täglich frischen Knoblauch und fügen Sie ihn Ihren Speisen hinzu.
- Trinken Sie morgens ein Glas warmes Wasser mit Zitronensaft und Ingwer, um Ihren Stoffwechsel anzuregen.
- Erstellen Sie einen Kräuterkalender, um die saisonalen Heilpflanzen optimal zu nutzen.
- Besuchen Sie einen Kräuterkundigen oder Heilpraktiker, um eine individuelle Beratung zu erhalten.

3. 2 Bewegungstherapie

Bewegungsmangel und erhöhte Cholesterinwerte stellen eine ernstzunehmende Gefahr für die Gesundheit dar. Dieser Abschnitt beleuchtet den positiven Einfluss von regelmäßiger Bewegung auf das Cholesterin-Management und das allgemeine Wohlbefinden. Dabei werden verschiedene Trainingsformen, Intensitäten und deren Auswirkungen auf die Blutfettwerte betrachtet, von moderater Alltagsbewegung bis hin zu intensivem Training. Neben gezieltem Sport bietet die Integration von Bewegung in den Alltag enormes Potential. Kurze Aktivitätsphasen, die Reduktion von langem Sitzen und einfache Übungen können den Stoffwechsel nachhaltig verbessern und den Cholesterinspiegel senken. Entdecken Sie, wie Sie mit dem richtigen Bewegungsprogramm Ihre Cholesterinwerte natürlich regulieren und Ihre Gesundheit aktiv fördern können.

Regelmäßige Bewegung, egal ob intensiver Sport oder Alltagsaktivität, verbessert die Cholesterinwerte und die allgemeine Gesundheit nachhaltig.

Ausdauertraining gestalten

Ausdauertraining verbessert die Gesundheit von Herz, Lunge und Kreislaufsystem [s74]. Es stärkt die Ausdauer und beansprucht große Muskelgruppen über längere Zeiträume [s74]. Für spürbare gesundheitliche Vorteile sollten Sie mindestens 150 Minuten moderate aerobe Aktivität pro Woche anstreben [s74]. Auch leichte Bewegung ist nützlich und kann in den Alltag integriert werden, wie Gartenarbeit, Hausputz, Tanzen oder Treppensteigen [s74]. Schwimmen und Radfahren bieten ebenfalls gelenkschonende Möglichkeiten für Ausdauertraining. Achten Sie darauf, während des Trainings ausreichend Wasser zu trinken, sich vorher aufzuwärmen und anschließend abzukühlen [s74]. Hören Sie auf Ihren Körper und passen Sie die Intensität Ihren individuellen Bedürfnissen an [s74].

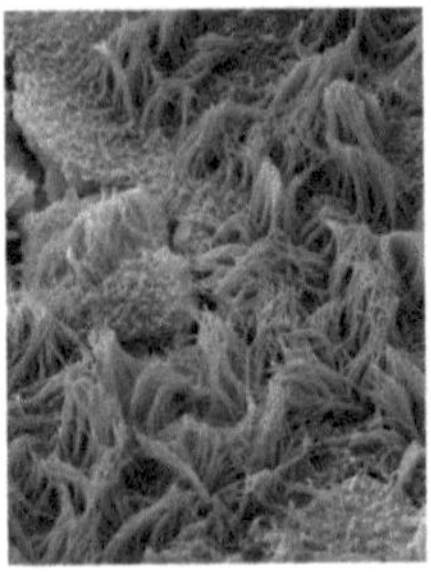

Lunge [i30]

Neben moderater Bewegung kann auch ein Training mit höherer Intensität die Cholesterinwerte verbessern [s75]. Ein Training bei 70-80% der maximalen Herzfrequenz, über einen längeren Zeitraum, erhöht effektiv das hdlcholesterin [s75]. Um die Cholesterinwerte zu verbessern, sollten aerobe Übungen mindestens 30

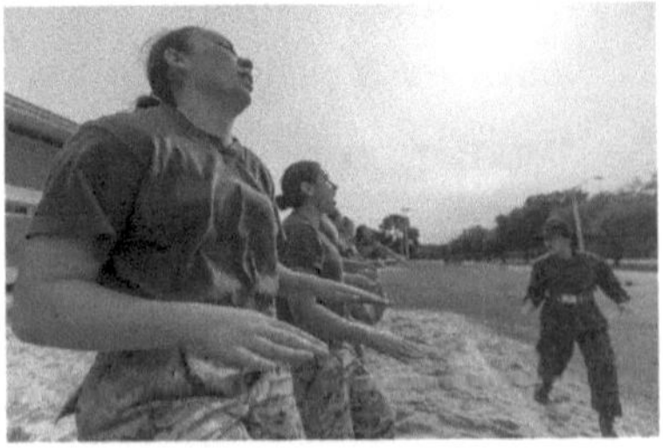

HIIT [i31]

Minuten pro Tag an fünf Tagen pro Woche durchgeführt werden [s75]. Alternativ oder ergänzend, besonders bei eingeschränkter Mobilität, kann Widerstandstraining sinnvoll sein [s75]. Die Kombination beider Trainingsformen kann die positiven Effekte auf das Lipidprofil verstärken [s75]. Dabei ist die richtige Dosierung der Intensität und des Umfangs entscheidend: Moderate Intensität beim Widerstandstraining kann vorteilhafter sein als hohe Intensität [s75]. Ein zwölfwöchiges Trainingsprogramm mit moderater Intensität, das Widerstands- oder Kombinationstraining beinhaltet, verbessert das kardiovaskuläre Risikoprofil bei übergewichtigen und adipösen Personen [s76]. Die Teilnehmer dieser Studie trainierten 30 Minuten an fünf Tagen pro Woche und erzielten signifikante Verbesserungen im Körpergewicht, Körperfettanteil und der kardiovaskulären Fitness [s76]. Kombinationstraining, also die Verbindung von Ausdauer- und Widerstandstraining, bietet im Vergleich zu reinem Ausdauer- oder Widerstandstraining größere Vorteile für Gewichtsverlust, Fettabbau und kardiovaskuläre Fitness [s76]. Ein weiteres effektives Trainingsprotokoll ist das hochintensive Intervalltraining (HIIT) [s77].

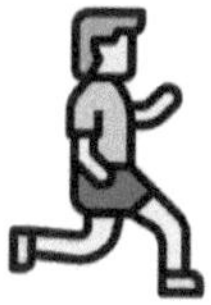

HIIT erfordert kürzere Trainingseinheiten und hat sich als effektiv bei der Verbesserung der aeroben Kapazität, insbesondere bei Personen mit sitzender Lebensweise und kardiovaskulären Erkrankungen, erwiesen [s77]. Ein Beispiel hierfür ist das 4x4-Minuten-HIIT-Protokoll, das häufig bei Personen mit kardiovaskulären Erkrankungen angewendet wird [s77]. Die Einhaltung der Trainingsintensität ist bei HIIT entscheidend für den Erfolg, insbesondere bei Personen mit kardiovaskulären Erkrankungen [s77]. Für ältere oder weniger aktive Personen könnte ein reduziertes HIIT-Protokoll besser geeignet sein [s77]. Achten Sie bei der Gestaltung Ihres Ausdauertrainings darauf, die richtige Balance zwischen Intensität, Dauer und Häufigkeit zu finden, um optimale Ergebnisse zu erzielen und Überlastung zu vermeiden.

Gut zu wissen

Aerobes Training

Aerobes Training, wie Joggen, Schwimmen oder Radfahren, verbessert die Sauerstoffaufnahme des Körpers und fördert die Fettverbrennung, was zu einer Senkung des LDL-Cholesterins beitragen kann.

Aerobe Kapazität

Die aerobe Kapazität ist ein Maß dafür, wie effizient der Körper Sauerstoff aufnehmen, transportieren und nutzen kann. Regelmäßiges Training, insbesondere Ausdauertraining, erhöht die aerobe Kapazität.

Kardiovaskuläre Fitness

Kardiovaskuläre Fitness bezieht sich auf die Fähigkeit von Herz, Lunge und Blutgefäßen, Sauerstoff und Nährstoffe effektiv an die Muskeln zu liefern. Bewegung verbessert die kardiovaskuläre Fitness und reduziert das Risiko von Herzerkrankungen.

Widerstandstraining

Widerstandstraining, wie Gewichtheben oder Übungen mit dem eigenen Körpergewicht, baut Muskelmasse auf. Mehr Muskelmasse kann den Stoffwechsel positiv beeinflussen und so indirekt zur Senkung des Cholesterinspiegels beitragen.

Cholesterinsenkung durch Training

Zusammenhang zwischen Trainingsintensität und LDL-Cholesterinsenkung.

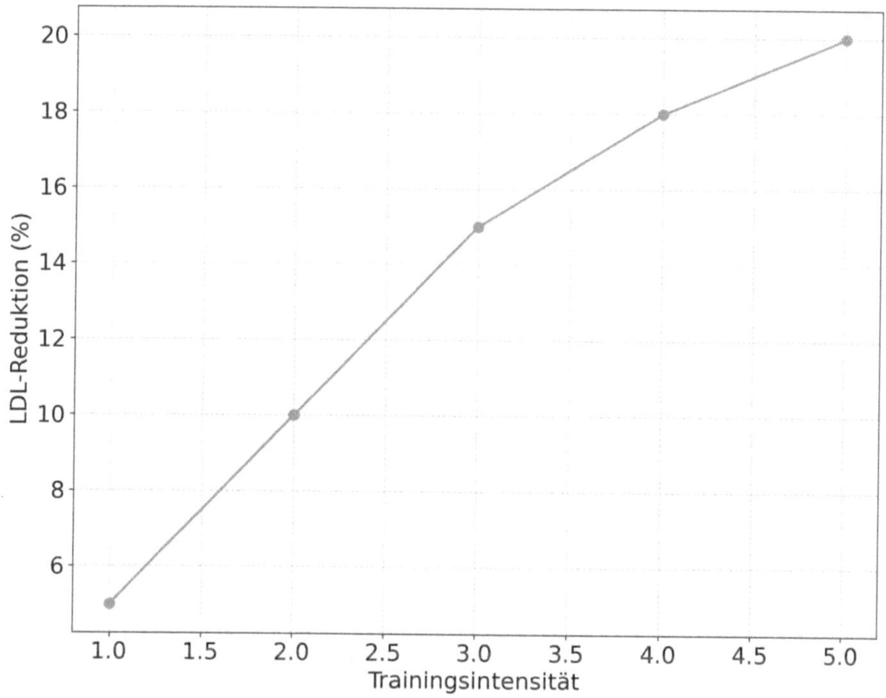

Das Diagramm zeigt einen positiven Zusammenhang zwischen Trainingsintensität und LDL-Cholesterinsenkung. Moderate Intensität zeigt eine spürbare Verbesserung, während höhere Intensität zu signifikanteren Senkungen führt, was auf eine Dosis-Wirkungs-Beziehung hindeutet. Die individuellen Reaktionen können jedoch variieren und die Konsultation eines Arztes ist unerlässlich, bevor ein neues Trainingsprogramm begonnen wird.

Kraftübungen integrieren

Krafttraining als Ergänzung zum Ausdauertraining bietet weitere Vorteile für die Cholesterinsenkung und die allgemeine Gesundheit. Es stärkt die Muskulatur, was nicht nur die körperliche Leistungsfähigkeit steigert, sondern auch den Grundumsatz erhöht und somit die Fettverbrennung ankurbelt [s78]. Ein erhöhter Grundumsatz trägt langfristig zu einer besseren Gewichtskontrolle bei, die wiederum positive Auswirkungen auf den Cholesterinspiegel haben kann. Umfassende Trainingsprogramme sollten daher neben Ausdaueraktivitäten auch Kraftübungen für alle großen Muskelgruppen beinhalten [s79] [s80] [s81]. Zwei bis drei Trainingseinheiten pro Woche, an nicht aufeinanderfolgenden Tagen, reichen aus, um von den positiven Effekten zu profitieren [s79] [s80]. Dabei sollten die Übungen in Sätzen von 10 bis 15 Wiederholungen durchgeführt werden, bis ein Ermüdungsgefühl eintritt [s79]. Ältere Menschen können etwa mit 8 bis 10 verschiedenen Übungen und 10 bis 15 Wiederholungen, zweimal wöchentlich, beginnen [s82]. Professionelle Anleitung, gerade bei bestehenden gesundheitlichen Einschränkungen oder im höheren Alter, ist ratsam, um die Übungen korrekt auszuführen und an den individuellen Fitnesslevel anzupassen [s82]. Neben der Stärkung der Muskulatur verbessert Krafttraining auch die insulinempfindlichkeit, was sich positiv auf den Blutzuckerspiegel auswirkt [s79]. Diese Kombination von Vorteilen macht Krafttraining zu einer wertvollen Ergänzung im Kampf gegen erhöhte Cholesterinwerte und für ein verbessertes allgemeines Wohlbefinden. Wer etwa im Alltag viel sitzt, kann durch regelmäßiges Krafttraining seine körperliche Leistungsfähigkeit und funktionale Unabhängigkeit verbessern und gleichzeitig etwas gegen viszerales Fett tun [s78].

Verteilung des Krafttrainings für das Cholesterinmanagement

Empfohlene Krafttrainingsverteilung zur Senkung des Cholesterinspiegels.

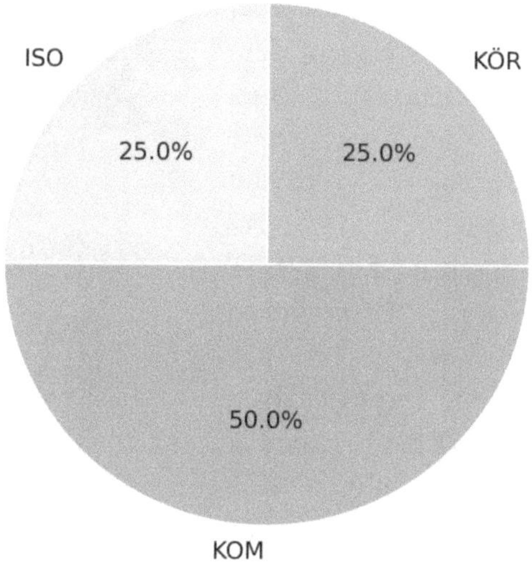

- ISO: Isolationsübungen (Bizepscurls, Trizepsdrücken)
- KÖR: Körpergewichtsübungen (Liegestütze, Planks, Ausfallschritte)
- KOM: Kombinationsübungen (Kniebeugen, Kreuzheben, Bankdrücken)

Diese Grafik unterstreicht die Bedeutung eines ausgewogenen Krafttrainingsprogramms. Zusammengesetzte Übungen, die mehrere Muskelgruppen beanspruchen, sind am vorteilhaftesten für die allgemeine Gesundheit und die Senkung des Cholesterinspiegels. Die Isolierung kleinerer Muskeln trägt zur allgemeinen Kraft und Balance bei und unterstützt die Wirksamkeit von zusammengesetzten Bewegungen. Körpergewichtsübungen bieten eine bequeme und zugängliche Möglichkeit, das Fitnessniveau zu verbessern und spielen eine wertvolle Rolle in einem integrierten Ansatz zur Behandlung von Cholesterin.

Bewegung im Alltag

Bewegung im Alltag bietet vielfältige Möglichkeiten, die Gesundheit nachhaltig zu fördern und den Cholesterinspiegel positiv zu beeinflussen. Neben dem klassischen Ausdauer- und Krafttraining trägt die sogenannte nicht-trainingsbezogene Aktivität (NEAT) maßgeblich zur Kalorienverbrennung bei [s83]. NEAT umfasst sämtliche körperlichen Aktivitäten jenseits von Sport und Training, etwa Gehen, Treppensteigen oder Gartenarbeit. Diese scheinbar kleinen Aktivitäten summieren sich über den Tag und beeinflussen den Energieverbrauch erheblich. Untersuchungen zeigen, dass die NEAT zwischen Personen um bis zu 2000 kcal pro Tag variieren kann [s83]. Wer seinen Alltag aktiv gestaltet, verbrennt also deutlich mehr Kalorien und kann so sein Gewicht besser kontrollieren, was wiederum positive Effekte auf den Cholesterinspiegel hat.

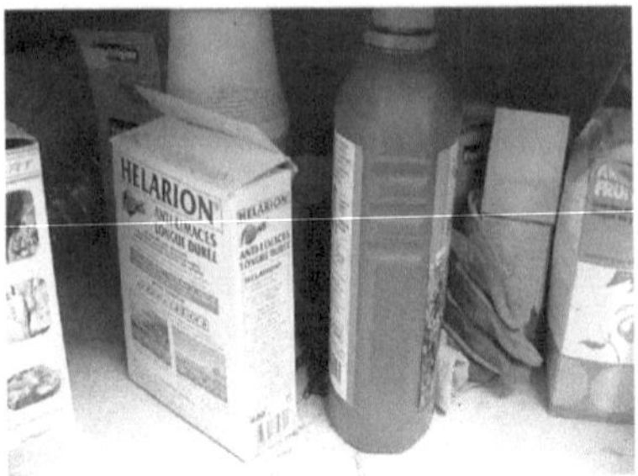

Gartenarbeit [i32]

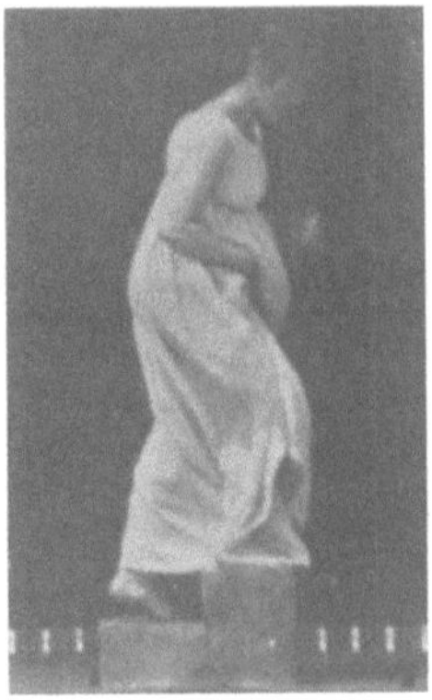
Treppensteigen [i33]

Ein weiterer wichtiger Aspekt ist die Reduktion von langem Sitzen. Auch wenn regelmäßiges Training empfehlenswert ist, können schon kurze Bewegungseinheiten zwischendurch die Stoffwechselgesundheit verbessern [s84]. Wer etwa im Büro arbeitet, kann kurze Pausen nutzen, um aufzustehen, ein paar Schritte zu gehen oder leichte Dehnübungen zu machen. Solche aktiven Pausen alle 30 Minuten fördern die Blutzuckerkontrolle und wirken sich positiv auf die Insulinempfindlichkeit aus [s85] [s84]. Insbesondere bei Menschen mit insulinresistenz oder einem erhöhten Body-Mass-Index können diese kurzen Bewegungseinheiten die Glukose- und Insulinwerte nach den Mahlzeiten senken [s84]. Auch einfache Widerstandsübungen, wie etwa Kniebeugen oder das Heben von leichten Gegenständen, können in diesen Pausen integriert werden. Neben der Verbesserung der Blutzuckerwerte wirken sich diese kurzen Aktivitäten auch günstig auf die Triglyceridwerte aus [s84]. Ältere Menschen profitieren zusätzlich von Flexibilitäts- und Gleichgewichtsübungen, die die körperliche Gesundheit und das Wohlbefinden fördern [s84]. Um die positiven Effekte der Alltagsbewegung optimal zu nutzen, sollten Sie ihren Tagesablauf analysieren und Möglichkeiten identifizieren, mehr Bewegung zu integrieren. Nutzen Sie Treppen statt Aufzüge, gehen Sie kurze Strecken zu Fuß oder erledigen Sie Besorgungen mit dem Fahrrad. Integrieren Sie Bewegung in Ihre Arbeitsroutine durch aktive Pausen oder Telefonate im Stehen. Schon kleine Veränderungen im Alltag

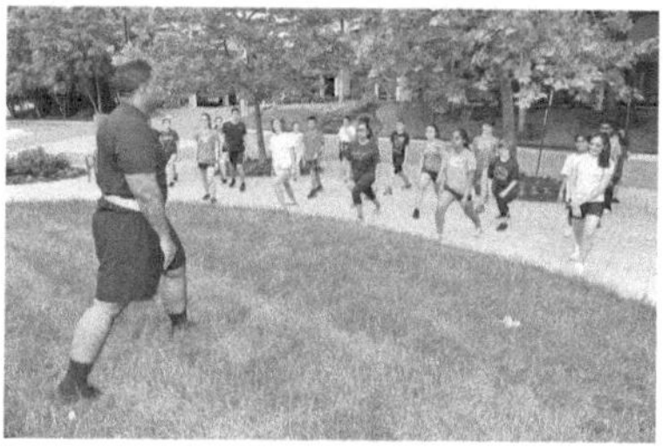

Dehnübung [i34]

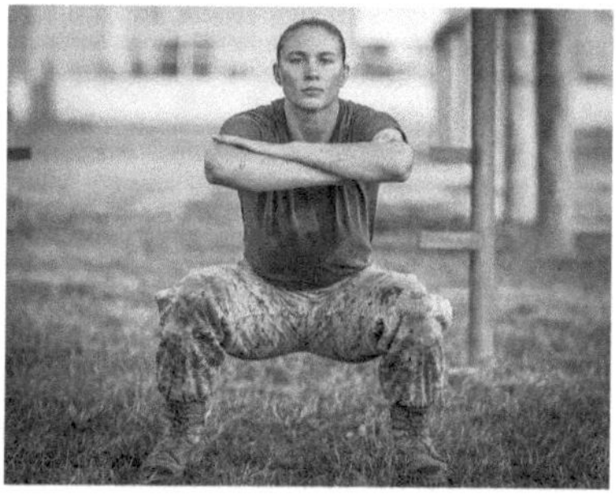

Kniebeuge [i35]

können große Auswirkungen auf Ihre Gesundheit und Ihr Cholesterin-Management haben.

Tägliche Aktivitätsverteilung

Wie eine durchschnittliche Person ihre tägliche Aktivität aufteilen könnte, um ihren Cholesterinspiegel zu senken.

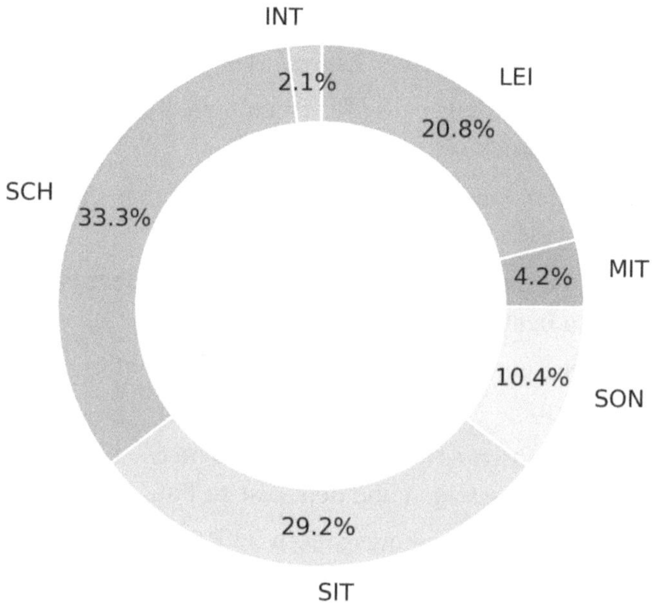

INT: Intensives Training

LEI: Leichte Aktivitäten (Gehen, Hausarbeit)

MIT: Mäßiges Training

SCH: Schlafen

SIT: Sitzen (ruhend)

SON: Sonstige Aktivitäten

Dieses Diagramm unterstreicht, wie wichtig es ist, sich regelmäßig über den Tag verteilt zu bewegen. Während gezieltes Training wichtig ist, sollte ein erheblicher Teil der Aktivität aus beiläufiger Bewegung wie Gehen, Stehen und leichter Hausarbeit bestehen. Diese gleichmäßige, weniger intensive Aktivität trägt wesentlich zum Gesamtkalorienverbrauch und zur Verbesserung des Cholesterinspiegels bei.

Konkrete Ratschläge

- Integrieren Sie tänzerische Bewegungen in Ihren Alltag, beispielsweise beim Zähneputzen oder Kochen.
- Erlernen Sie eine neue Sportart, die Ihnen Spaß macht und große Muskelgruppen beansprucht, wie zum Beispiel Badminton oder Volleyball.
- Verabreden Sie sich mit Freunden zu sportlichen Aktivitäten, wie einer Wanderung oder einer Fahrradtour.
- Nutzen Sie die Mittagspause für einen flotten Spaziergang im Park oder um den Block.
- Stellen Sie sich einen Wecker, der Sie alle Stunde daran erinnert, kurz aufzustehen und sich zu bewegen.
- Erkunden Sie Ihre Umgebung zu Fuß oder mit dem Fahrrad, anstatt das Auto zu benutzen.
- Besuchen Sie einen Tanzkurs, um Ihre Koordination und Ausdauer zu verbessern.
- Gestalten Sie Ihren Arbeitsweg aktiv, indem Sie beispielsweise eine Station früher aussteigen und den Rest zu Fuß gehen.
- Organisieren Sie Bewegungspausen im Büro, in denen Sie gemeinsam mit Kollegen Dehnübungen oder leichte Gymnastik machen.
- Richten Sie sich einen ergonomischen Arbeitsplatz ein, der Ihnen das dynamische Sitzen und regelmäßiges Aufstehen erleichtert.
- Tragen Sie einen Schrittzähler und setzen Sie sich tägliche Schrittziele, um Ihre Motivation zu steigern.
- Bauen Sie kleine Bewegungseinheiten in Ihre Fernsehzeit ein, wie zum Beispiel Kniebeugen oder Hampelmänner während der Werbepausen.

3. 3 Stressreduktion

Chronischer Stress beeinträchtigt den Körper und kann gesundheitliche Probleme, darunter auch einen erhöhten Cholesterinspiegel, begünstigen. Die Normalisierung der durch Stress beeinflussten Körperfunktionen, insbesondere des neuroendokrinen Systems, wirkt sich positiv auf das allgemeine Wohlbefinden und die Cholesterinwerte aus. Entspannungstechniken bieten vielfältige Möglichkeiten, Stress zu reduzieren und die körpereigenen Selbstheilungskräfte zu aktivieren. Stress beeinflusst das Gedächtnis, die emotionale Stabilität und kann sogar die Gehirnstruktur verändern. Ältere Erwachsene sind diesen Auswirkungen besonders ausgesetzt. Um diesen negativen Folgen entgegenzuwirken, sind effektive Strategien zur Stressbewältigung unerlässlich. Entdecken Sie in diesem Kapitel, wie Sie durch gezielte Entspannungstechniken, verbesserte Schlafqualität und optimale Regeneration Ihren Stresspegel senken und so Ihre Cholesterinwerte natürlich in Balance bringen.

Stressbewältigung durch ausreichend Schlaf, regelmäßige Entspannung und Regeneration ist essenziell für die Gesundheit und kann den Cholesterinspiegel positiv beeinflussen.

Entspannungstechniken anwenden

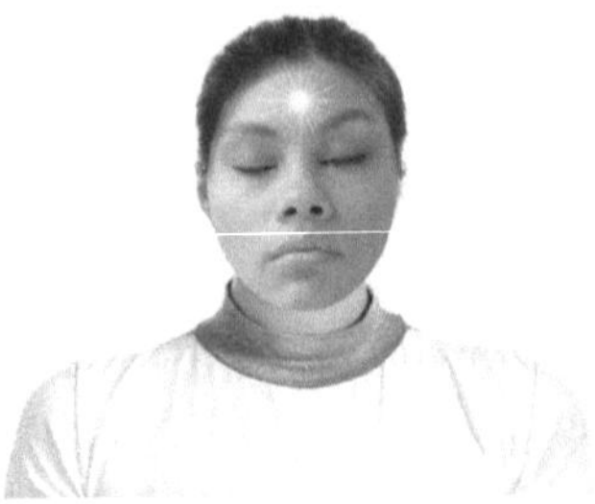

Meditation [i36]

Entspannungstechniken bieten vielfältige Möglichkeiten, Stress zu reduzieren und dadurch positiv auf die Gesundheit einzuwirken. Studien zeigen, dass diese Techniken nicht nur den subjektiv empfundenen Stress mindern, sondern auch die körperlichen Funktionen, insbesondere die durch chronischen Stress beeinträchtigten neuroendokrinen Systeme, normalisieren können [s86]. Dies wirkt sich positiv auf das allgemeine Wohlbefinden aus [s86]. Stress beeinflusst das Gedächtnis und kann das Demenzrisiko erhöhen, wobei ältere Erwachsene besonders anfällig sind [s87]. Stress kann sogar die Gehirnstruktur verändern und die emotionale Stabilität beeinflussen [s87]. Um diesen negativen Auswirkungen entgegenzuwirken, können verschiedene Entspannungstechniken eingesetzt werden. Dazu gehören unter anderem Meditation, Atemübungen, Yoga und progressive Muskelentspannung [s88] [s89]. Meditation, insbesondere Transzendentale Meditation und Achtsamkeitsbasierte Stressreduktion, kann den systolischen und diastolischen Blutdruck senken [s90]. Auch regelmäßige körperliche Aktivität und soziale Unterstützung tragen zur Stressbewältigung bei [s87]. Ein Beispiel hierfür ist die Teilnahme an einem Yogakurs, der sowohl körperliche Aktivität als auch soziale Interaktion bietet. Achtsamkeitsbasierte Stressreduktionsprogramme bieten systematische Schulungen in Achtsamkeitsmeditation zur Stressbewältigung und Emotionsregulation [s89]. Bei der progressiven Muskelentspannung wird durch gezielte An- und Entspannung der Muskulatur eine tiefe Entspannung erreicht [s89]. Die Kombination verschiedener Techniken kann individuell am effektivsten sein [s88]. So können Atemübungen, die die Atmung verlangsamen und regulieren [s89], gut mit Meditation oder Yoga kombiniert werden. Wichtig ist, eine Technik zu finden, die in den Alltag integriert werden kann und langfristig praktiziert wird [s91]. Mind-Body-Therapien wie tiefes Atmen, Yoga und Tai Chi fördern die Verbindung von Körper und Geist und können zu einer Verbesserung der Lebensqualität beitragen [s92]. Tai Chi bietet sowohl physiologische als auch psychosoziale Vorteile und kann die kardiovaskuläre Fitness fördern [s92]. Auch wenn einige Techniken wie progressive Muskelentspannung weniger effektiv bei der Behandlung von Bluthochdruck erscheinen [s90], können sie dennoch zur allgemeinen Stressreduktion beitragen und in Kombination mit anderen Methoden wirksam sein. Multikomponenten-Stressmanagement-Therapien, die verschiedene Techniken kombinieren, zeigen größeren Erfolg bei der Blutdrucksenkung als Einzelkomponenten-Therapien [s90]. Langfristige Meditation, beispielsweise tägliche Sitzungen über mindestens acht Wochen, kann Stress und Blutdruck signifikant senken [s91].

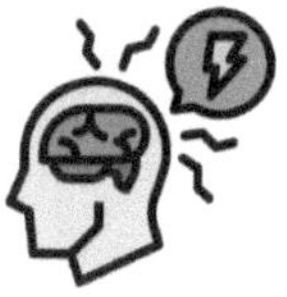

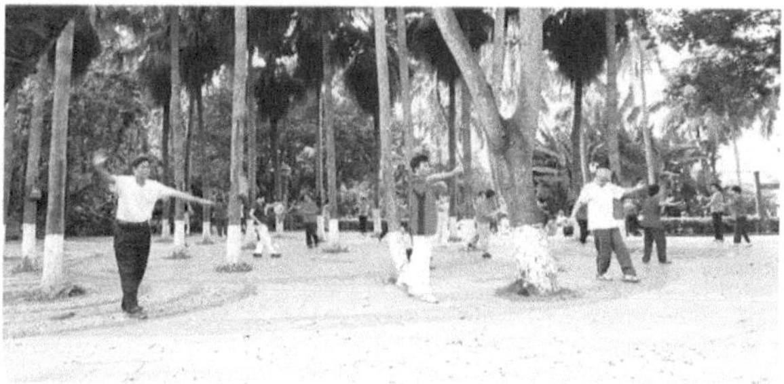

Tai Chi [i37]

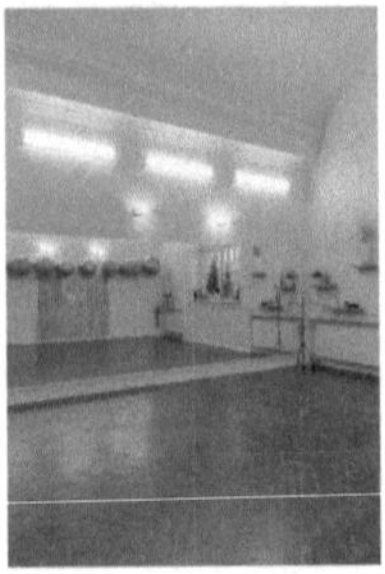

Yoga [i38]

Wirksamkeit von Entspannungstechniken zur Stressreduktion

Auswirkungen auf das wahrgenommene Stressniveau

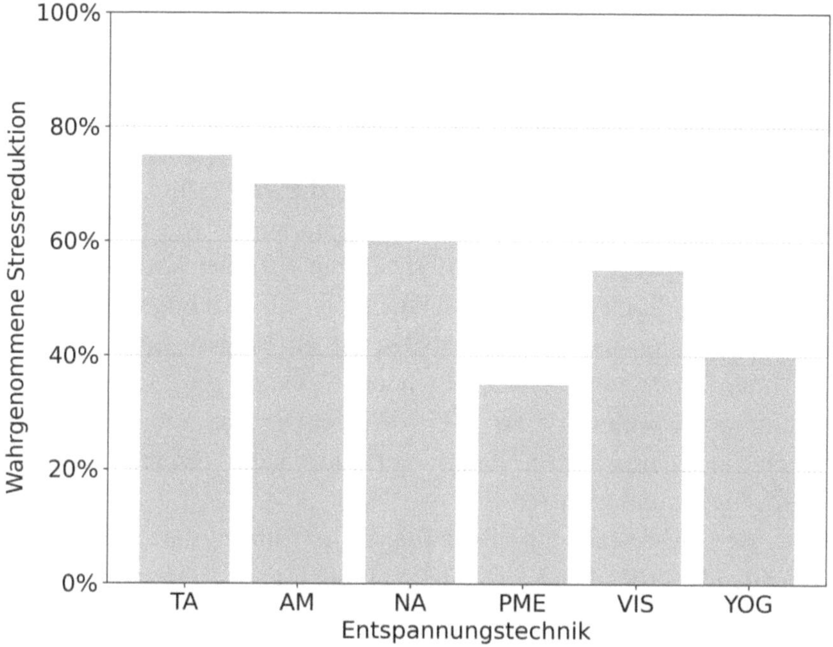

AM: Achtsamkeitsmeditation
NA: Naturspaziergänge
PME: Progressive Muskelentspannung
TA: Tiefes Atmen
VIS: Visualisierung
YOG: Yoga

Diese Grafik veranschaulicht die relative Wirksamkeit verschiedener Entspannungstechniken zur Verringerung des wahrgenommenen Stressniveaus. Tiefes Atmen und Achtsamkeitsmeditation zeigen die deutlichste Wirkung, was darauf hindeutet, dass sie besonders nützlich für den Umgang mit Stress sein können. Obwohl alle Techniken einen gewissen Nutzen zeigen, erscheinen progressive Muskelentspannung und Yoga in diesem Vergleich weniger wirkungsvoll. Diese Daten unterstreichen das Potenzial von Entspannungstechniken als Werkzeuge für das Stressmanagement und legen nahe, dass bestimmte Methoden für individuelle Bedürfnisse besser geeignet sein können.

Schlafqualität verbessern

Ausreichender und erholsamer Schlaf ist für die Stressreduktion und die Regulierung des Cholesterinspiegels unerlässlich. Schlaf und Stress beeinflussen sich gegenseitig und wirken sich sowohl auf das zentrale Nervensystem als auch auf den Stoffwechsel aus [s93]. Eine gestörte Funktion der Hypothalamus-Hypophysen-Nebennierenrinden-Achse (HPA-Achse), die für die Stressreaktion zuständig ist, zeigt sich häufig bei Schlafstörungen wie Schlaflosigkeit und obstruktiver Schlafapnoe [s93]. Daher ist die Verbesserung der Schlafqualität durch gezielte Maßnahmen ein wichtiger Schritt zur Stressbewältigung und kann metabolischen Störungen vorbeugen [s93]. Eine Schlafdauer von sieben bis neun Stunden pro Nacht wird für Erwachsene empfohlen [s94] [s95]. Wer etwa regelmäßig um 23 Uhr schlafen geht und um 7 Uhr aufsteht, kann seinen natürlichen Schlafrhythmus unterstützen.

Neben der ausreichenden Schlafdauer ist auch die Schlafhygiene entscheidend für die Schlafqualität und somit für die Blutdruckregulierung [s95]. Schlafstörungen, insbesondere Schlafapnoe, erhöhen das Risiko für Bluthochdruck [s95]. Zur Verbesserung der Schlafhygiene gehört die Gestaltung eines geeigneten Schlafzimmers. Dieses sollte dunkel, ruhig und kühl sein. Auch feste Schlafenszeiten und das Vermeiden von spätem Essen, Koffein, Alkohol und Nikotin vor dem Zubettgehen tragen zu einem gesunden Schlaf bei [s95]. Kurze Mittagsschläfchen von maximal 30 Minuten können erfrischend wirken, ohne den Nachtschlaf negativ zu beeinflussen [s95]. Zusätzlich zur Schlafhygiene kann regelmäßige körperliche Aktivität die Schlafqualität verbessern [s96]. Sport steigert nicht nur Energie und Ausdauer, sondern wirkt sich auch positiv auf die Stimmung aus [s96]. Dies wiederum kann Stress reduzieren und so indirekt zu einem besseren Schlaf beitragen. Zudem ist es ratsam, die Nutzung von digitalen Geräten, insbesondere am Abend, zu reduzieren [s97]. Der blaue Bildschirmlichtanteil hemmt die Melatoninproduktion, ein Hormon, das den Schlaf-Wach-Rhythmus reguliert und stört so den natürlichen zirkadianen Rhythmus [s97]. Auch Benachrichtigungen und die ständige Erreichbarkeit über mobile Geräte können den Schlaf unterbrechen und zu Schlafmangel führen [s97]. Durch die Reduktion der Bildschirmzeit am Abend und die Vermeidung von Benachrichtigungen in der Nacht kann die Schlafqualität deutlich verbessert werden.

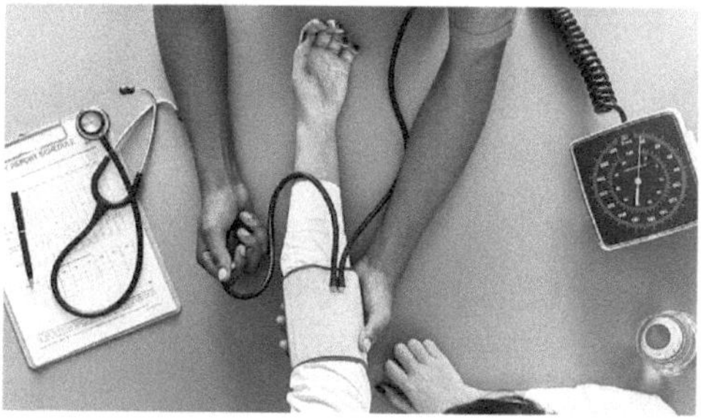

Blutdruck [i39]

Gut zu wissen

Hypothalamus-Hypophysen-Nebennierenrinden-Achse

Die HPA-Achse spielt eine wichtige Rolle bei der Stressreaktion des Körpers. Chronischer Stress kann die HPA-Achse überaktivieren, was zu einem erhöhten Cortisolspiegel führt und sich negativ auf den Cholesterinspiegel auswirken kann. Eine ausgewogene HPA-Achsen-Aktivität trägt zu einem gesunden Cholesterinspiegel bei.

Schlafapnoe

Schlafapnoe, eine Schlafstörung mit Atemaussetzern, kann zu oxidativem Stress führen und Entzündungen fördern, die den Cholesterinspiegel beeinflussen. Die Behandlung von Schlafapnoe kann daher positive Auswirkungen auf den Cholesterinspiegel haben.

Zirkadianer Rhythmus

Der zirkadiane Rhythmus steuert verschiedene Körperfunktionen, darunter auch den Cholesterinstoffwechsel. Ein gestörter zirkadianer Rhythmus, z.B. durch Schichtarbeit oder unregelmäßige Schlafzeiten, kann zu einem erhöhten Cholesterinspiegel führen. Die Stabilisierung des zirkadianen Rhythmus durch regelmäßige Schlafzeiten und Tageslicht kann helfen, den Cholesterinspiegel zu regulieren.

Zusammenhang zwischen Schlafqualität und Cholesterinspiegel

Verbesserte Schlafqualität korreliert mit niedrigeren Cholesterinspiegeln.

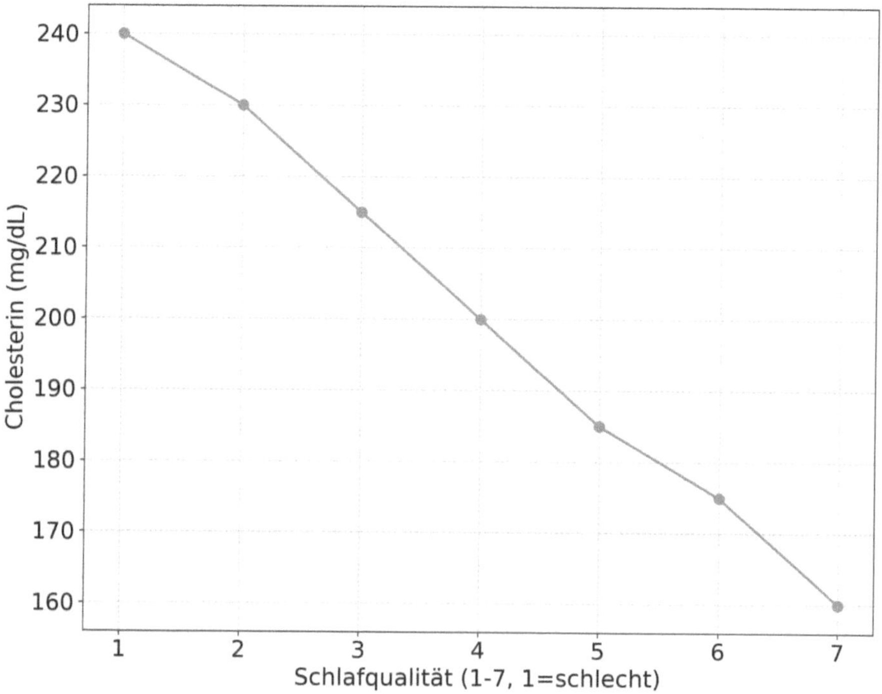

Die Daten legen eine starke Korrelation zwischen verbesserter Schlafqualität und reduzierten Cholesterinspiegeln nahe. Mit zunehmender Schlafqualität sinken tendenziell Gesamtcholesterin, LDL-Cholesterin und Triglyzeride. Dies unterstreicht die Bedeutung von ausreichend Schlaf für die Aufrechterhaltung eines gesunden Cholesterinspiegels und die Reduzierung des Herz-Kreislauf-Risikos.

Regeneration fördern

Regeneration, die Wiederherstellung der körperlichen und geistigen Leistungsfähigkeit, ist für die Stressreduktion und die Senkung des Cholesterinspiegels unerlässlich. Sie ermöglicht dem Körper, sich von den Belastungen des Alltags zu erholen und die Selbstheilungskräfte zu aktivieren. Chronischer Stress beeinträchtigt zahlreiche Körperfunktionen und kann zu einer Vielzahl von gesundheitlichen Problemen führen, darunter auch eine verlangsamte Wundheilung. [s98] Eine effektive Regenerationsstrategie umfasst verschiedene Maßnahmen, die individuell angepasst werden sollten. Ein zentraler Aspekt ist die bewusste Integration von Ruhephasen in den Tagesablauf. Kurze Pausen während der Arbeit, in denen man sich bewusst entspannt, etwa durch tiefes Atmen oder kurze Meditationseinheiten, können bereits einen spürbaren Effekt auf das Stresslevel haben. Neben den kurzen Ruhepausen sind ausreichend lange Erholungsphasen, wie regelmäßige Auszeiten im Alltag oder auch längere Urlaube, wichtig, um die Akkus wieder vollständig aufzuladen und die Stressresistenz zu stärken. [s99] Auch regelmäßige Bewegung in der Natur, beispielsweise ein Spaziergang im Wald oder eine Radtour, kann die Regeneration fördern und gleichzeitig Stress abbauen. Dabei sollten Art und Intensität der Bewegung an die individuellen Bedürfnisse und den aktuellen Fitnesszustand angepasst sein. Zudem spielt eine ausgewogene Ernährung mit frischen, unverarbeiteten Lebensmitteln eine wichtige Rolle für die Regeneration. Sie liefert dem Körper die notwendigen Nährstoffe, um sich optimal zu erholen und die Zellregeneration zu unterstützen. Ein weiterer wichtiger Faktor ist ausreichend Schlaf. Während des Schlafs laufen wichtige Regenerationsprozesse ab, die für die körperliche und geistige Erholung essenziell sind. Wer unter Schlafstörungen leidet, sollte gezielt Maßnahmen ergreifen, um die Schlafqualität zu verbessern. Ein regelmäßiger Schlafrhythmus, eine optimale Schlafumgebung und Entspannungstechniken vor dem Schlafengehen können dazu beitragen. Durch die Kombination verschiedener Maßnahmen, die auf die individuellen Bedürfnisse

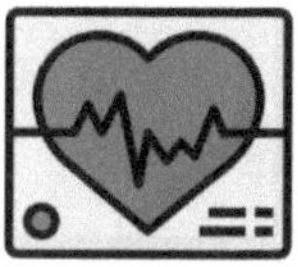

abgestimmt sind, lässt sich die Regeneration effektiv fördern und so Stress reduzieren und die Gesundheit nachhaltig verbessern. Wer beispielsweise nach einem stressigen Arbeitstag einen Spaziergang im Park unternimmt und anschließend ein entspannendes Bad nimmt, kann die Regeneration aktiv unterstützen und gleichzeitig Stress abbauen.

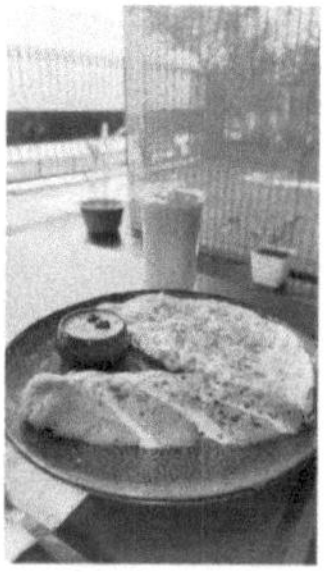

Ernährung [i40]

Gut zu wissen

Meditation

Meditation kann helfen, Stress abzubauen und die innere Ruhe zu finden. Ein niedrigerer Stresslevel kann sich positiv auf den Cholesterinspiegel auswirken und das Risiko von Herz-Kreislauf-Erkrankungen reduzieren.

Regeneration

Regeneration hilft dem Körper, sich zu erholen und Stress abzubauen. Ein erholter Körper reguliert seinen Cholesterinspiegel besser und kann so das Risiko von Herz-Kreislauf-Erkrankungen senken.

Stressresistenz

Eine höhere Stressresistenz kann durch regelmäßige Entspannung und Erholung erreicht werden. Dies wirkt sich positiv auf den Cholesterinspiegel aus und trägt zu einem gesunden Herz-Kreislauf-System bei.

Stressabbau und Regenerationsaktivitäten

Verteilung der Regenerationsaktivitäten für das Cholesterinmanagement.

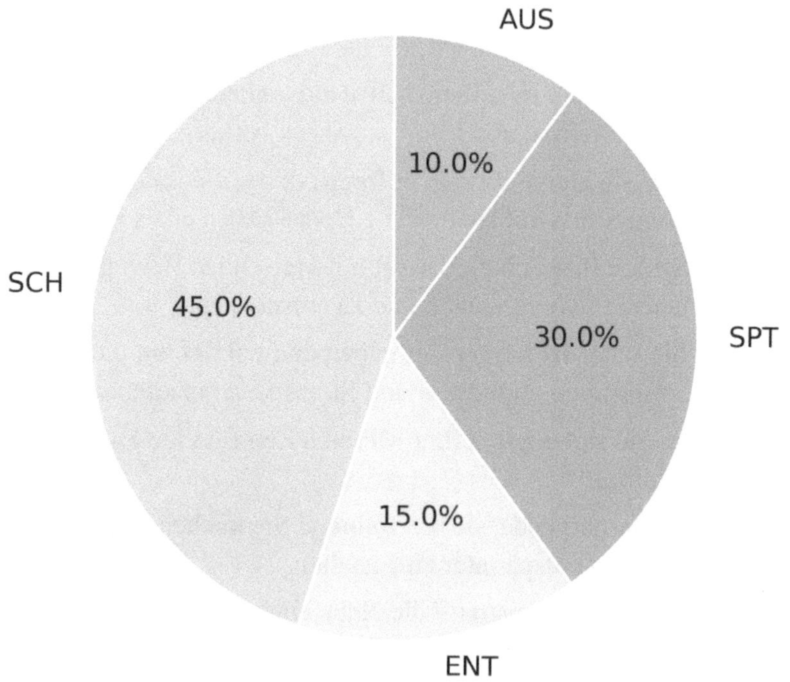

AUS: Achtsame Pausen und Stressbewältigung
SCH: Ausreichend Schlaf (7-8 Stunden)
ENT: Entspannungstechniken (Yoga, Meditation)
SPT: Regelmäßiger Sport (30 Min./Tag)

Das Diagramm unterstreicht die Bedeutung von Schlaf für die allgemeine Regeneration und das Cholesterinmanagement. Ausreichend Schlaf gibt dem Körper die notwendige Zeit für Reparatur und Erholung. Sport trägt zwar wesentlich dazu bei, seine Wirkung ist jedoch geringer als ausreichend Schlaf. Entspannungstechniken und achtsame Pausen, obwohl wichtige Stressabbauer, spielen in diesem Zusammenhang eine geringere Rolle im gesamten Regenerationsprozess. Dies deutet darauf hin, dass die Priorisierung von Schlaf und dessen Kombination mit regelmäßiger Bewegung eine Schlüsselstrategie für ein effektives Cholesterinmanagement durch Regeneration und Stressabbau ist.

Konkrete Ratschläge

- Verbinden Sie Ihren Abendspaziergang mit einem bewussten Wahrnehmen der Naturgeräusche.
- Richten Sie sich in Ihrer Wohnung einen Ruheort ein, an dem Sie ungestört entspannen können.
- Lassen Sie den Tag mit einem selbst zubereiteten Kräutertee ausklingen – Melisse und Kamille wirken beruhigend.
- Integrieren Sie kleine Rituale in Ihren Alltag, die Ihnen Freude bereiten und Stress abbauen, wie z.B. das Lesen eines Buches.
- Massieren Sie Ihre Schläfen sanft mit kreisenden Bewegungen, um Kopfschmerzen vorzubeugen und zu entspannen.
- Atmen Sie vor schwierigen Aufgaben dreimal tief ein und aus, um Ihre Konzentration zu fördern und Stress zu reduzieren.
- Schenken Sie sich täglich fünf Minuten Zeit für eine Fantasiereise an Ihren Lieblingsort.
- Hören Sie beruhigende Musik, während Sie kochen oder putzen, um Alltagsroutinen entspannter zu gestalten.
- Streicheln Sie Ihr Haustier – die Nähe eines Tieres kann beruhigend wirken und Stresshormone senken.
- Lernen Sie, Nein zu sagen, um sich vor Überlastung zu schützen und Ihre Energiereserven zu schonen.
- Verbringen Sie Zeit mit Menschen, die Ihnen guttun und positive Energie schenken.
- Gönnen Sie sich regelmäßig eine kleine Auszeit in der Natur – schon ein kurzer Aufenthalt im Grünen kann Wunder wirken.

Rückblick - 3. Natürliche Cholesterinsenkung

Ein erhöhter Cholesterinspiegel ist ein ernstzunehmendes Gesundheitsproblem, doch Sie können aktiv Einfluss auf Ihre Werte nehmen – ganz ohne Medikamente. Der Schlüssel liegt in einem ganzheitlichen Ansatz, der Ihre Ernährung, Bewegung und Stressbewältigung berücksichtigt. Beginnen Sie mit kleinen, aber wirkungsvollen Veränderungen in Ihrem Alltag und beobachten Sie, wie sich Ihr Wohlbefinden und Ihre Cholesterinwerte verbessern.

Integrieren Sie cholesterinsenkende Lebensmittel in Ihren Speiseplan. Kräuter und Gewürze wie Ingwer, Knoblauch, Kurkuma und Zimt verleihen Ihren Gerichten nicht nur Aroma, sondern können auch positive Effekte auf Ihre Blutfettwerte haben. Experimentieren Sie mit Leinsamen im Müsli oder bereichern Sie Ihre Mahlzeiten mit Schwarzkümmelöl. Achten Sie auf eine ausgewogene Ernährung mit reichlich Obst, Gemüse und Ballaststoffen. Sollten Sie unsicher sein, welche Lebensmittel für Sie am besten geeignet sind, kann eine Ernährungsberatung wertvolle Unterstützung bieten.

Bewegung ist ein weiterer Eckpfeiler der natürlichen Cholesterinsenkung. Finden Sie eine Sportart, die Ihnen Spaß macht, sei es Schwimmen, Radfahren, Joggen oder Tanzen. Schon 30 Minuten moderate Bewegung an den meisten Tagen der Woche können einen spürbaren Unterschied machen. Integrieren Sie Bewegung in Ihren Alltag, indem Sie Treppen statt Aufzug benutzen oder kurze Strecken zu Fuß gehen. Auch Krafttraining kann Ihren Stoffwechsel ankurbeln und zur Cholesterinsenkung beitragen. Beginnen Sie langsam und steigern Sie die Intensität und Dauer Ihres Trainings schrittweise, um Überlastung zu vermeiden. Achten Sie auf ausreichend Regeneration, um Ihrem Körper die nötige Erholung zu ermöglichen.

Stressmanagement spielt eine entscheidende Rolle für Ihre Gesundheit und kann auch Ihren Cholesterinspiegel beeinflussen. Entspannungstechniken wie Meditation, Yoga oder Tai Chi können Ihnen helfen, Stress abzubauen und Ihre innere Ruhe zu finden. Achten Sie auf ausreichend Schlaf, denn Schlafmangel kann Stress verschlimmern und Ihre Cholesterinwerte negativ beeinflussen. Schaffen Sie sich eine entspannende Schlafroutine und sorgen Sie für eine optimale Schlafumgebung.

Die natürliche Senkung Ihres Cholesterinspiegels ist ein Prozess, der Zeit und Geduld erfordert. Seien Sie nicht entmutigt, wenn Sie nicht sofort Ergebnisse sehen. Konzentrieren Sie sich auf die positiven Veränderungen, die Sie in Ihrem Leben vornehmen und feiern Sie Ihre Erfolge. Mit einem ganzheitlichen Ansatz, der Ernährung, Bewegung und Stressbewältigung kombiniert, können Sie Ihre Cholesterinwerte nachhaltig verbessern und Ihre Gesundheit stärken. Sie haben es selbst in der Hand!

4. Lebensmittelauswahl optimieren

Kennen Sie das Gefühl der Überforderung vor dem Supermarktregal, wenn Sie gesünder einkaufen möchten? Die Auswahl an Lebensmitteln wächst stetig, während gleichzeitig die Werbeversprechen und Kennzeichnungen immer komplexer werden. Ein bewusster Einkauf erfordert heute mehr als nur den Blick auf den Preis - besonders wenn die Blutfettwerte eine Rolle spielen. Mit dem richtigen Wissen verwandelt sich der Gang durch den Supermarkt von einer Herausforderung in eine gezielte Mission für die Gesundheit. In diesem Kapitel erfahren Sie, wie Sie durch clevere Strategien die optimalen Lebensmittel für Ihre cholesterinbewusste Ernährung finden.

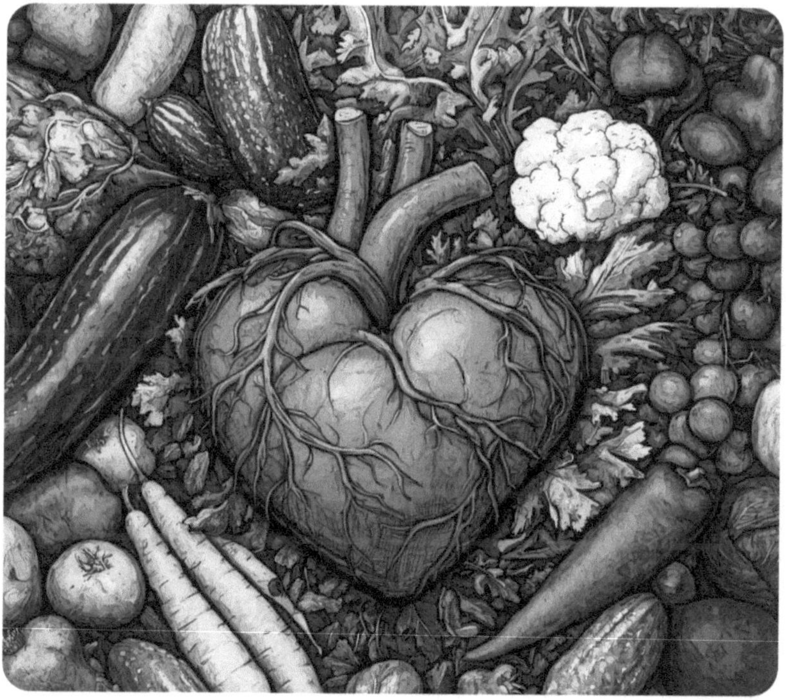

4. 1 Einkaufsstrategien

Einkaufsstrategien optimieren Ihre Lebensmittelauswahl und unterstützen Sie dabei, Ihren Cholesterinspiegel auf natürliche Weise zu senken. Die richtige Auswahl an Lebensmitteln im Supermarkt stellt viele vor Herausforderungen: Von der Interpretation von Zutatenlisten über den optimalen Umgang mit Nährwertangaben bis hin zur durchdachten Vorratshaltung. Diese Strategien helfen, ungesunde Lebensmittel zu meiden und cholesterinfreundliche Alternativen zu finden. Eine durchdachte Planung der Einkäufe und die bewusste Auswahl der Produkte sind entscheidend für den Erfolg einer cholesterinbewussten Ernährung. Erfahren Sie in diesem Kapitel, wie Sie Ihre Einkäufe optimieren und so Ihre Gesundheit nachhaltig verbessern.

Um den Cholesterinspiegel durch Ernährung natürlich zu senken, ist ein strategischer Einkauf essentiell: Verstehen Sie Zutatenlisten, indem Sie die ersten drei Zutaten priorisieren und nach versteckten Zuckern, Fetten und Salz suchen.

Zutatenlisten verstehen

Zutatenlisten liefern wertvolle Informationen über die Zusammensetzung von Lebensmitteln. Die Reihenfolge der Zutaten gibt Aufschluss über deren Mengenverhältnisse: Die Zutat mit dem größten Gewichtsanteil steht an erster Stelle, gefolgt von den weiteren Zutaten in absteigender Reihenfolge. So enthält ein Produkt, bei dem Zucker an erster Stelle steht, mehr Zucker als jede andere Zutat. Achten Sie besonders auf die ersten drei Zutaten, da diese den Hauptbestandteil des Produkts ausmachen. [s100] Zutatenlisten helfen, versteckte Zucker, Fette und Salz zu identifizieren. Zucker versteckt sich unter verschiedenen Bezeichnungen wie Dextrose, Glukose, Saccharose oder Maltodextrin. Auch bei Fetten gibt es diverse Bezeichnungen wie gehärtetes Pflanzenfett oder Palmöl. Ein hoher Anteil an gesaettigten_fettsaeuren kann den Cholesterinspiegel negativ beeinflussen. [s101] Verbraucher, die Nährwertangaben nutzen, treffen häufig bewusstere Kaufentscheidungen, insbesondere bei Lebensmitteln, deren gesundheitlicher Wert nicht auf den ersten Blick ersichtlich ist. [s100] Sie vergleichen beispielsweise verschiedene Joghurts und wählen die Variante mit dem geringeren Zuckeranteil. Studien zeigen, dass die Platzierung der Nährwertkennzeichnung die Betrachtungsdauer beeinflusst. Eine zentrale Platzierung auf der Verpackung führt zu einer längeren Betrachtung als eine seitliche. [s102] Auch die Reihenfolge der Nährstoffe innerhalb der Tabelle ist relevant. Da die meisten Verbraucher nur die ersten Zeilen lesen, sollten die wichtigsten Informationen, wie der Gehalt an gesättigten Fettsäuren und Zucker, möglichst weit oben stehen. [s102] Die bewusste Auseinandersetzung mit Zutatenlisten und Nährwertangaben fördert die gesundheitskompetenz und kann so zu einer gesünderen Ernährung beitragen. [s103] Gesundheitskompetenz wiederum stärkt die Selbstwirksamkeit, also das Vertrauen in die eigene Fähigkeit, Ernährungsentscheidungen zu treffen und Ernährungsziele zu erreichen. [s103] So kann das Wissen über die Bedeutung der

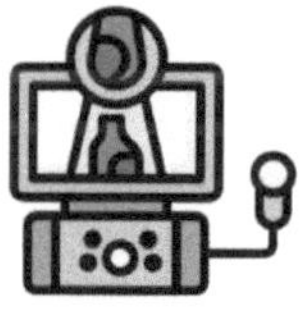

Zutatenreihenfolge und die gezielte Suche nach Produkten mit geringerem Zucker-, Fett- und Salzgehalt dazu beitragen, den Cholesterinspiegel auf natürliche Weise zu senken.

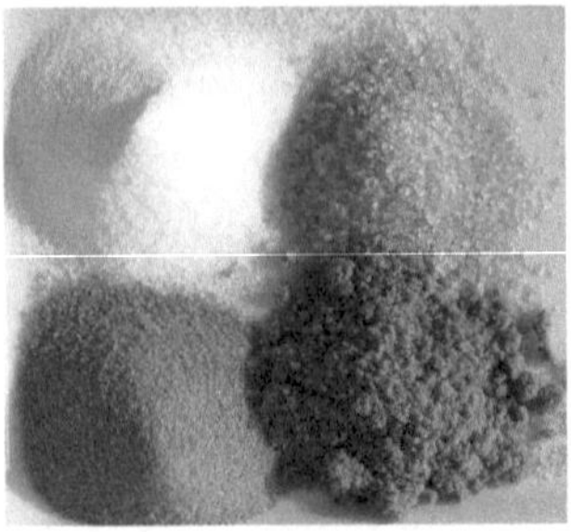

Zucker [i41]

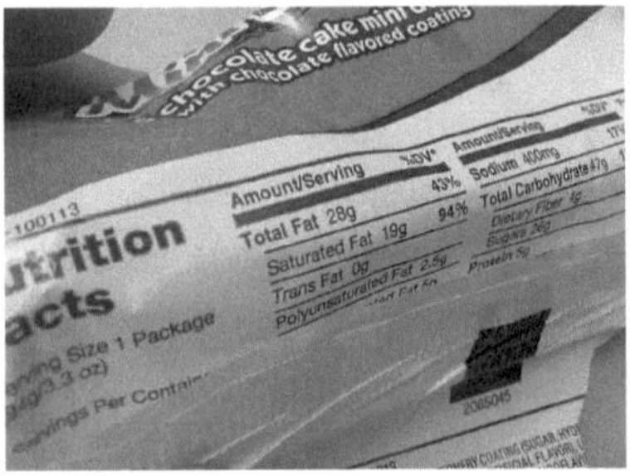

Gesättigte Fettsäuren [i42]

Beispiel Tägliche Cholesterinaufnahme

Aufschlüsselung der Cholesterinquellen.

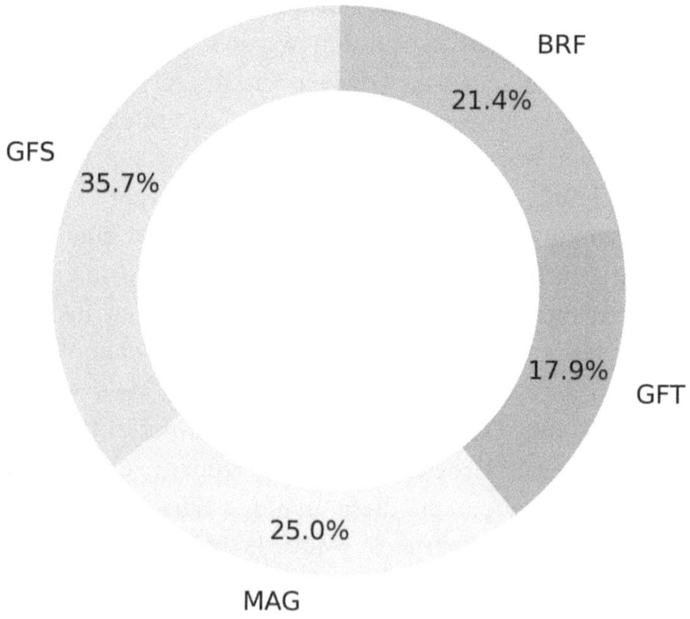

BRF: Ballaststoffreiche Lebensmittel (Obst, Gemüse)

GFS: Gesättigte und Transfette (begrenzen)

GFT: Gesunde Fette (Nüsse, Avocado)

MAG: Mageres Eiweiß (Geflügel, Fisch)

Dieses Diagramm visualisiert eine hypothetische tägliche Cholesterinaufnahme und hebt hervor, dass verschiedene Lebensmittelgruppen unterschiedliche Mengen beitragen. Die Begrenzung von Lebensmitteln mit hohem Gehalt an gesättigten und Transfetten ist entscheidend für das Cholesterinmanagement. Die Konzentration auf mageres Eiweiß, ballaststoffreiche Lebensmittel und gesunde Fette kann einen gesunden Cholesterinspiegel unterstützen.

Saisonale Produkte wählen

Saisonale Produkte bieten vielfältige Vorteile für die Gesundheit und den Cholesterinspiegel. Obst und Gemüse, die in ihrer natürlichen Saison reifen, weisen oft einen höheren Gehalt an Vitaminen, Mineralstoffen und sekundären Pflanzenstoffen auf als Produkte, die außerhalb ihrer Saison angebaut oder über lange Strecken transportiert werden. [s104] Diese Nährstoffe tragen nicht nur zu einer ausgewogenen Ernährung bei, sondern können auch den Cholesterinspiegel positiv beeinflussen. Sekundäre Pflanzenstoffe, wie etwa Flavonoide in Beeren, wirken antioxidativ und können die Gefäßgesundheit fördern. Der Verzehr von saisonalen Produkten unterstützt zudem regionale Erzeuger und eine nachhaltigere Landwirtschaft. [s105] Kurze Transportwege reduzieren den CO_2-Ausstoß und schonen Ressourcen. Durch den Kauf auf lokalen Märkten erhält man frische, reife Ware und stärkt die regionale Wirtschaft. Ein Beispiel hierfür ist der Besuch eines Wochenmarktes, wo man neben saisonalem Obst und Gemüse auch regionale Spezialitäten findet. Der Fokus auf saisonale Lebensmittel kann zudem die Haushaltskasse entlasten, da diese in ihrer Saison oft günstiger sind als importierte Ware. [s106] Wer einen Garten hat, kann saisonales Obst und Gemüse selbst anbauen und so die Verfügbarkeit und den Genuss frischer Produkte maximieren. [s104] Das Teilen der Ernte mit Nachbarn oder Freunden stärkt das Gemeinschaftsgefühl und fördert gleichzeitig eine gesunde Ernährung im sozialen Umfeld. Eine bewusste Auswahl saisonaler Produkte trägt somit nicht nur zur Senkung des Cholesterinspiegels bei, sondern fördert auch die regionale Wirtschaft, die Nachhaltigkeit und das soziale Miteinander.

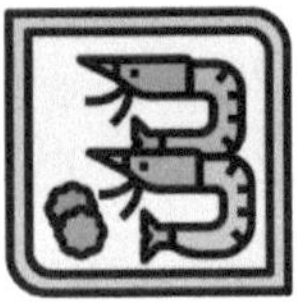

Gut zu wissen

Antioxidativ

Antioxidative Substanzen schützen die Zellen vor Schäden durch freie Radikale. Im Kontext einer cholesterinsenkenden Ernährung helfen antioxidativ wirkende Lebensmittel, die Gefäße gesund zu halten und so das Risiko von Arteriosklerose zu verringern. Suchen Sie nach Lebensmitteln mit hohem Gehalt an Vitamin C und E.

Flavonoide

Flavonoide, die in vielen Obst- und Gemüsesorten vorkommen, können die Aufnahme von Cholesterin im Darm hemmen und so zu einer Senkung des Cholesterinspiegels beitragen. Achten Sie beim Einkauf auf Beeren, Äpfel, Zwiebeln und andere flavonoidreiche Lebensmittel.

Nachhaltige Landwirtschaft

Nachhaltige Landwirtschaft achtet auf Umwelt- und Ressourcenschutz. Durch den Kauf von Produkten aus nachhaltiger Landwirtschaft unterstützen Sie eine umweltschonende Lebensmittelproduktion, die langfristig auch Ihre Gesundheit fördert, indem sie den Zugang zu gesunden, cholesterinarmen Lebensmitteln sichert.

Saisonale Produkte für das Cholesterinmanagement

Ausgewogene Kosten, Nährwert und Saisonalität von Produkten für niedrigeres Cholesterin.

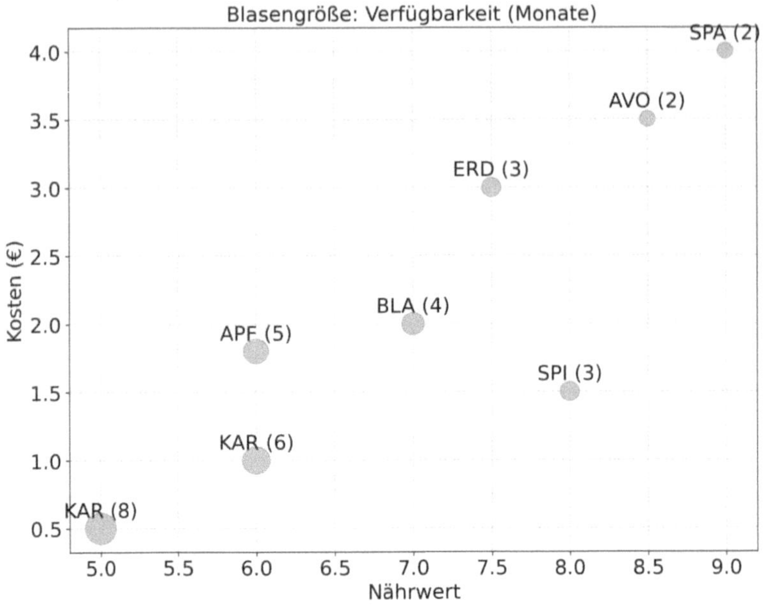

Blasengröße: Verfügbarkeit (Monate)

APF: Äpfel

BLA: Blaubeeren

KAR: Karotten

SPI: Spinat

AVO: Avocado

ERD: Erdbeeren

SPA: Spargel

Im Allgemeinen bieten Produkte der Saison einen höheren Nährwert zu niedrigeren Kosten. Blattgemüse und Beeren sind relativ preiswert und bieten erhebliche ernährungsphysiologische Vorteile. Wurzelgemüse bietet während der jeweiligen Saison ein ausgewogenes Verhältnis von Erschwinglichkeit und Nährwert. Während einige Produkte außerhalb der Saison nährstoffreich sein mögen, haben sie einen hohen Preis. Die Priorisierung von Obst und Gemüse der Saison ist eine kosteneffektive Strategie zur Aufrechterhaltung eines gesunden Cholesterinspiegels.

Vorratshaltung planen

Eine durchdachte Vorratshaltung unterstützt Sie dabei, Ihre cholesterinbewusste Ernährung langfristig umzusetzen und ungesunde Spontankäufe zu vermeiden. Beginnen Sie mit der Planung Ihrer Mahlzeiten für die kommende Woche und erstellen Sie auf dieser Basis eine detaillierte einkaufsliste. So kaufen Sie nur das, was Sie wirklich benötigen und halten Ihr Budget im Rahmen. [s107] Berücksichtigen Sie bei der Planung auch die benötigte Zubereitungszeit für die einzelnen Gerichte. Schnelle und einfache Rezepte helfen Ihnen, auch an stressigen Tagen cholesterinfreundlich zu kochen. [s107] Achten Sie bei der Auswahl Ihrer Lebensmittel auf frische, tiefgekühlte oder ungewürzte Varianten. Anstatt zu stark verarbeiteten Produkten greifen Sie lieber zu naturbelassenen Zutaten und würzen diese selbst mit Kräutern und Gewürzen. [s108] So vermeiden Sie versteckte Zucker, ungesunde Fette und überschüssiges Salz, die Ihren Cholesterinspiegel negativ beeinflussen können. Ergänzen Sie Ihren Vorrat durch Grundnahrungsmittel wie Vollkornprodukte, Hülsenfrüchte, Nüsse und Samen, die reich an Ballaststoffen, ungesättigten Fettsäuren und pflanzlichen Proteinen sind und so zu einer cholesterinbewussten Ernährung beitragen. Auch eine Auswahl an cholesterinfreundlichen Ölen, wie Oliven- oder Rapsöl,

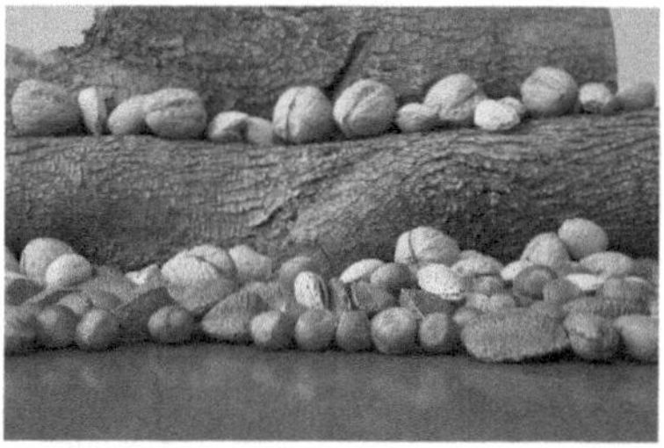

Nüsse [i43]

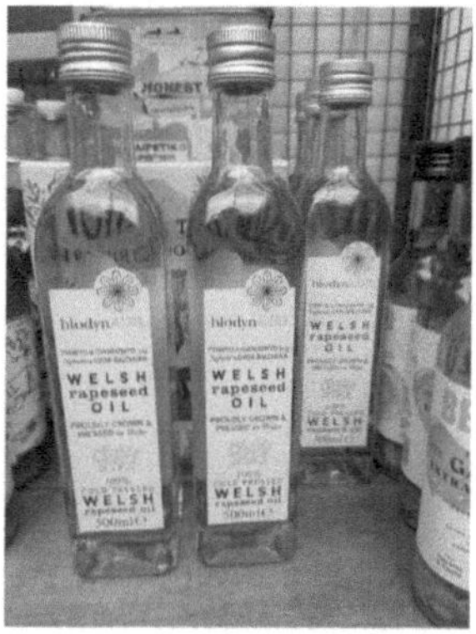

Rapsöl [i44]

sollten Sie stets vorrätig haben. [s108] Getränke ohne Zuckerzusatz, unter anderem Wasser, ungesüßte Tees und fettarme Milch, runden Ihren gesunden Vorrat ab. [s108] Indem Sie Ihre Vorräte regelmäßig überprüfen und ergänzen, stellen Sie sicher, jederzeit die Zutaten für eine cholesterinbewusste Mahlzeit zur Hand zu haben. Das erleichtert Ihnen die Umsetzung Ihrer Ernährungsziele und trägt langfristig zu einem gesunden Cholesterinspiegel bei.

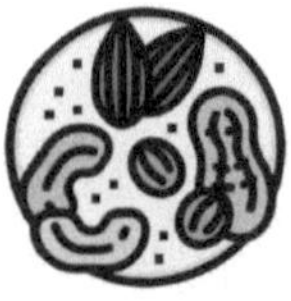

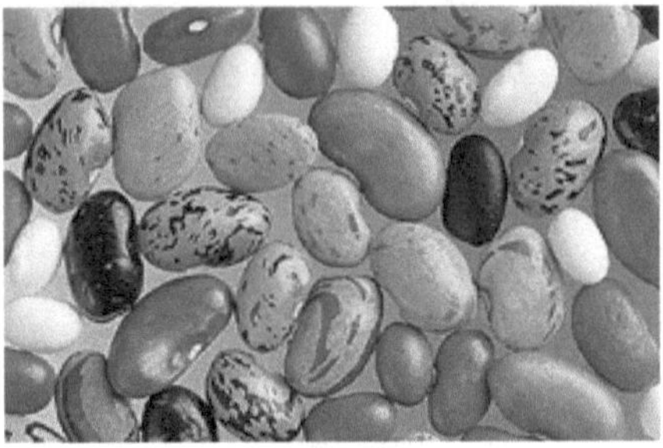

Samen [i45]

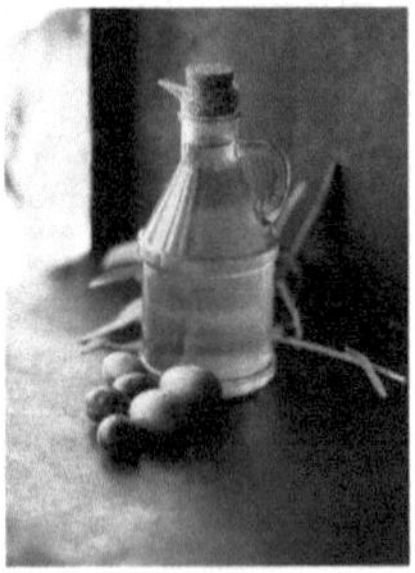

Olivenöl [i46]

Haltbarkeit von cholesterinfreundlichen Lebensmitteln

Haltbarkeit verschiedener Lebensmittel zur Cholesterinregulierung.

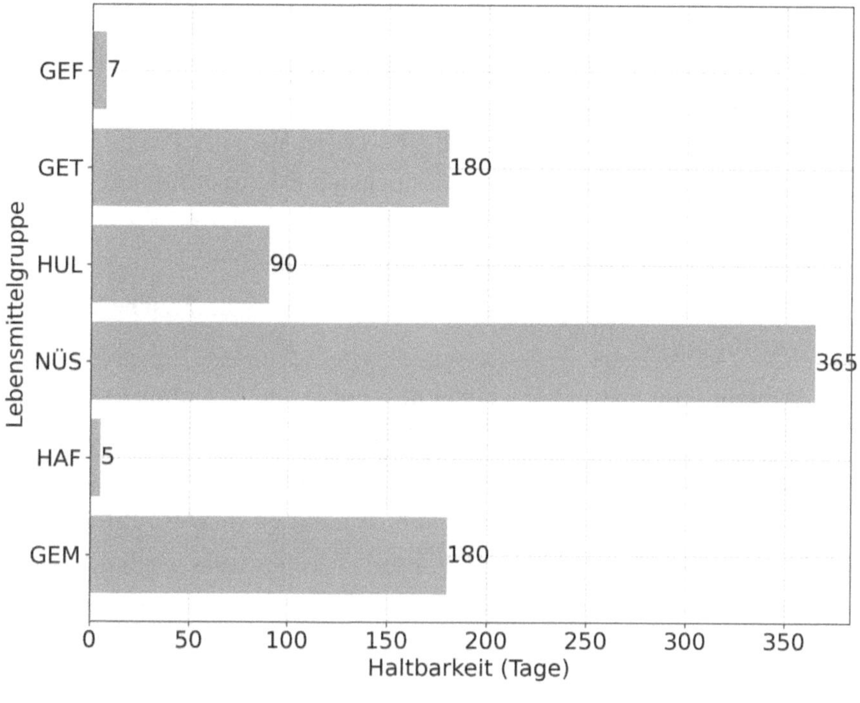

GEF: Gefrorener Fisch

GET: Frisches Obst

HUL: Hülsenfrüchte (getrocknet)

GEM: Frisches Gemüse

HAF: Haferflocken

NÜS: Nüsse/Samen

Das Diagramm zeigt die unterschiedliche Haltbarkeit von cholesterinfreundlichen Lebensmitteln. Frische Produkte müssen häufiger nachgefüllt werden, während Tiefkühl- und Vorratsartikel länger haltbar sind. Dies unterstreicht die Bedeutung einer ausgewogenen Ernährungsplanung und eines strategischen Einkaufs, um Abfall zu minimieren und eine gesunde Ernährung zu erhalten.

Konkrete Ratschläge

- Verändern Sie Ihre Einkaufsroute im Supermarkt: Beginnen Sie bei Obst und Gemüse und füllen Sie Ihren Einkaufswagen zuerst mit diesen gesunden Lebensmitteln.
- Konzentrieren Sie sich beim Einkauf auf die äußeren Gänge des Supermarkts, wo meist frische Produkte angeboten werden.
- Nehmen Sie sich Zeit für den Einkauf und lesen Sie aufmerksam die Zutatenlisten, um versteckte Zucker und Fette zu identifizieren.
- Vergleichen Sie die Nährwertangaben verschiedener Produkte und wählen Sie die Variante mit dem höchsten Ballaststoffanteil und den niedrigsten Werten für gesättigte Fettsäuren.
- Kaufen Sie bewusst kleinere Mengen ein, um Lebensmittelverschwendung zu vermeiden und die Frische zu gewährleisten.
- Probieren Sie jede Woche ein neues, unbekanntes Gemüse oder Obst aus, um Ihre Ernährung abwechslungsreicher zu gestalten.
- Legen Sie einen festen Tag in der Woche für den Einkauf fest und machen Sie diesen zu einem festen Bestandteil Ihrer Routine.
- Eignen Sie sich Basiswissen über Lebensmittelkennzeichnungen an, um die Informationen auf den Verpackungen besser zu verstehen.
- Suchen Sie gezielt nach Produkten mit dem Nutri-Score A oder B, um eine schnelle Orientierung bei der Lebensmittelauswahl zu haben.
- Lassen Sie sich von Kochbüchern oder Online-Rezepten für cholesterinbewusste Gerichte inspirieren.
- Taisichen Sie sich mit Freunden oder Familie über gesunde Einkaufsstrategien aus und motivieren Sie sich gegenseitig.

4. 2 Nährwertangaben

Die richtige Lebensmittelauswahl beeinflusst den Cholesterinspiegel maßgeblich. Der Vergleich von Nährwertangaben hilft, versteckte Fette und Zucker zu identifizieren und die Ballaststoffzufuhr zu optimieren. Nicht nur die Gesamtmenge an Fett ist relevant, sondern vor allem die Art der Fettsäuren. Auch der Zuckerkonsum beeinflusst indirekt den Cholesterinspiegel. Erfahren Sie, wie Sie Nährwertangaben effektiv nutzen, um Ihre Ernährung gezielt zu verbessern und Ihre Blutfettwerte in Balance zu bringen.

Nicht nur die Fettmenge, sondern vor allem die Art der Fettsäuren ist entscheidend für die Cholesterinwerte.

Fettgehalte vergleichen

Beim Vergleich von Fettgehalten in Lebensmitteln ist nicht nur die Gesamtmenge entscheidend, sondern vor allem die Art der enthaltenen Fettsäuren. Gesättigte Fettsäuren (SFA) erhöhen das „schlechte“ LDL-Cholesterin und wirken sich moderat auf das „gute“ HDL-Cholesterin aus [s109]. Einfach ungesättigte (MUFA) und mehrfach ungesättigte Fettsäuren (PUFA) hingegen senken das LDL-Cholesterin [s109]. Transfette (TFA) sind besonders problematisch, da sie nicht nur das LDL-Cholesterin erhöhen, sondern gleichzeitig das HDL-Cholesterin senken [s109] [s110]. Sie sind häufig in stark verarbeiteten Lebensmitteln enthalten und sollten möglichst vermieden werden [s110]. Um die Aufnahme von Transfetten zu reduzieren, greifen Sie zu Lebensmitteln mit einfach und mehrfach ungesättigten Fettsäuren. Vergleichen Sie dazu die Nährwertangaben auf den Produkten und achten Sie auf die Mengenangaben der jeweiligen Fettsäuren. Beim Rindfleischkauf kann man zu vergleichen: Grasgefüttertes Rindfleisch enthält im Vergleich zu konventionell mit Getreide gefüttertem Rindfleisch zwar insgesamt weniger Fett, aber einen höheren Anteil an wertvollen langkettigen mehrfach ungesättigten Fettsäuren und ein günstigeres Verhältnis von Omega-6- zu omegafettsaeuren [s111] [s112]. Auch die Zusammensetzung der gesättigten Fettsäuren unterscheidet sich: Grasgefüttertes Rindfleisch enthält mehr Stearinsäure (C18:0), die als cholesterinneutral gilt und weniger der cholesterinerhöhenden Myristinsäure (C14:0) und Palmitinsäure (C16:0) [s112]. Diese Unterschiede verdeutlichen, dass ein Vergleich der Fettgehalte und -arten bei der Auswahl von Lebensmitteln entscheidend für eine cholesterinbewusste Ernährung ist.

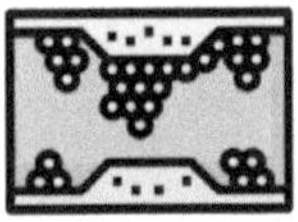

Gut zu wissen

Einfach ungesättigte Fettsäuren

Einfach ungesättigte Fettsäuren wie Olivenöl können helfen, den LDL-Cholesterinspiegel zu senken und gleichzeitig das HDL-Cholesterin zu erhalten. MUFA sind eine wertvolle Ergänzung zu einer cholesterinbewussten Ernährung.

Myristinsäure

Myristinsäure ist eine gesättigte Fettsäure, die den Cholesterinspiegel erhöhen kann. Achten Sie auf den Gehalt in Lebensmitteln, um Ihre Cholesterinwerte im Blick zu behalten.

Palmitinsäure

Palmitinsäure, eine weitere gesättigte Fettsäure, kann ebenfalls zu einem Anstieg des Cholesterinspiegels führen. Ein maßvoller Konsum ist ratsam.

Gesättigte Fettsäuren

Gesättigte Fettsäuren sollten nur in Maßen konsumiert werden, da sie den LDL-Cholesterinspiegel erhöhen können. Achten Sie auf den SFA-Gehalt in Nährwertangaben, um Ihre Aufnahme zu kontrollieren und Ihre Cholesterinwerte positiv zu beeinflussen.

Zuckeranteile beachten

Zuckerhaltige Lebensmittel und Getränke beeinflussen den Cholesterinspiegel indirekt, indem sie die Entstehung von Übergewicht und insulinresistenz fördern, welche wiederum negative Auswirkungen auf den lipidstoffwechsel haben [s113] [s114]. Ein erhöhter Blutzuckerspiegel durch die Aufnahme von schnell resorbierbaren Zuckern führt zu einer verstärkten Insulinproduktion. Insulin ist zwar wichtig für die Regulation des Blutzuckers, aber ein dauerhaft hoher Insulinspiegel kann die Leber dazu anregen, mehr Triglyceride und ldlcholesterin zu produzieren und gleichzeitig den Abbau von hdlcholesterin hemmen [s113]. Besonders problematisch sind zuckerhaltige Getränke wie Limonaden oder Fruchtsaftgetränke, die oft große Mengen an Fructose enthalten [s114]. Fructose wird in der Leber anders verstoffwechselt als Glucose und kann zu einer verstärkten Fettsynthese und einer erhöhten Triglyceridproduktion führen, was wiederum das Risiko für Herz-Kreislauf-Erkrankungen steigert [s114]. Um diese Effekte zu minimieren, sollten Sie Ihren Konsum von zuckerhaltigen Getränken reduzieren und stattdessen zu Wasser, ungesüßtem Tee oder anderen kalorienarmen Alternativen greifen [s113]. Achten Sie auch bei verarbeiteten Lebensmitteln auf den Zuckergehalt, der häufig in Form von verstecktem Zucker wie Saccharose, Dextrose oder Maissirup vorkommt. Ein Blick auf die Nährwerttabelle hilft, den Zuckergehalt verschiedener Produkte zu vergleichen und bewusst Entscheidungen für zuckerärmere Varianten zu treffen. So können Sie beispielsweise beim Einkauf von Joghurt verschiedene Produkte vergleichen und sich für die Variante mit dem geringsten Zuckergehalt entscheiden [s115]. Die Weltgesundheitsorganisation (WHO) empfiehlt, den Konsum von zugesetztem Zucker auf maximal 10 % der täglichen Kalorienzufuhr zu begrenzen [s115]. Das bedeutet für einen Erwachsenen mit einem durchschnittlichen Kalorienbedarf von 2000 kcal etwa 50 Gramm Zucker pro Tag. Indem

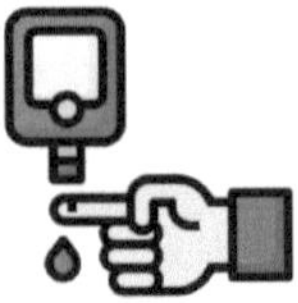

Sie Ihre Zuckeraufnahme kontrollieren und den Fokus auf vollwertige, unverarbeitete Lebensmittel legen, können Sie nicht nur Ihren Cholesterinspiegel positiv beeinflussen, sondern auch Ihr allgemeines Wohlbefinden verbessern.

Zugesetzter Zucker in typischen Lebensmitteln

Veranschaulicht den Gehalt an zugesetztem Zucker in gängigen Lebensmitteln.

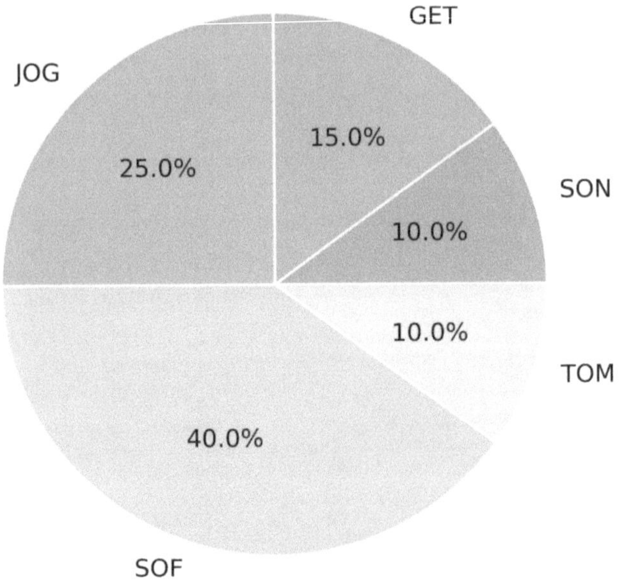

GET: Frühstücksflocken (1 Tasse)
JOG: Aromatisierter Joghurt (6oz)
SOF: Erfrischungsgetränke (12oz)
SON: Andere verarbeitete Lebensmittel
TOM: Tomatensauce (1/2 Tasse)

Das Diagramm hebt die beträchtliche Menge an zugesetztem Zucker hervor, die in scheinbar gesunden Lebensmitteln wie Joghurt und Getreide enthalten ist. Erfrischungsgetränke enthalten eindeutig einen sehr hohen Anteil an zugesetztem Zucker, was ihren Beitrag zur übermäßigen Zuckeraufnahme unterstreicht. Das Bewusstsein für versteckte Zucker in verarbeiteten Lebensmitteln ist entscheidend für die Steuerung des Zuckerkonsums und die Aufrechterhaltung eines ausgewogenen Blutfettspiegels.

Ballaststoffe berechnen

Ballaststoffzufuhr optimieren: Um den Cholesterinspiegel auf natürliche Weise zu senken, ist die Berücksichtigung der Ballaststoffzufuhr wichtig. Ballaststoffe, unverdauliche Kohlenhydrate pflanzlicher Herkunft, werden in lösliche und unlösliche Arten unterteilt. [s116]

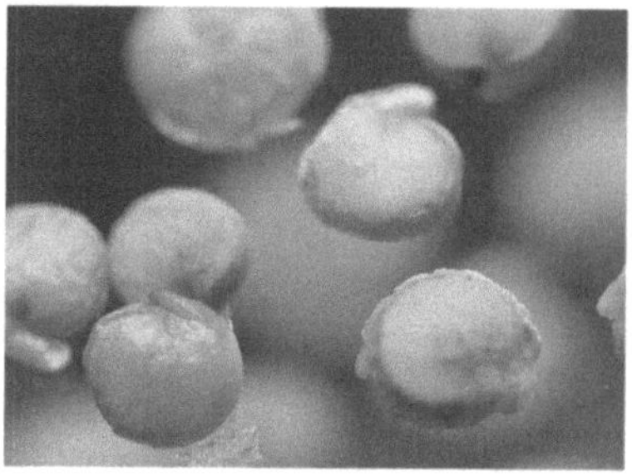

Vollkornprodukte [i47]

Lösliche Ballaststoffe, in Haferflocken, Äpfeln oder Zitrusfrüchten enthalten, können ldlcholesterin senken. [s116] Unlösliche Ballaststoffe, die in Vollkornprodukten, Gemüse und Hülsenfrüchten vorkommen, fördern die Verdauung. [s116] Die empfohlenen Mengen für Erwachsene liegen bei etwa 25 g für Frauen und 38 g für Männer (19-50 Jahre). [s116] [s117] Eine ausreichende Ballaststoffzufuhr erreicht man durch den Verzehr von Vollkornprodukten (mindestens die Hälfte der konsumierten Getreideprodukte), Gemüse, Obst und Hülsenfrüchten. [s118] [s119] Eine Orientierungshilfe bietet die Empfehlung von 14 g Ballaststoffen pro 1000 kcal. [s118] [s117] Bei einer täglichen Energieaufnahme von 2000 kcal entspricht dies 28 g Ballaststoffen – eine Menge, die bereits deutlich über dem amerikanischen Durchschnitt von 17 g liegt. [s117] Wer seine Ballaststoffaufnahme steigern möchte, sollte dies schrittweise tun und ausreichend Flüssigkeit trinken. [s120] Zu vergleichen: Wer bisher wenig Ballaststoffe konsumiert

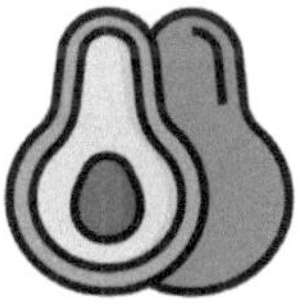

hat, kann zunächst Vollkornbrot statt Weißbrot wählen und t Portion Hülsenfrüchte hinzufügen.

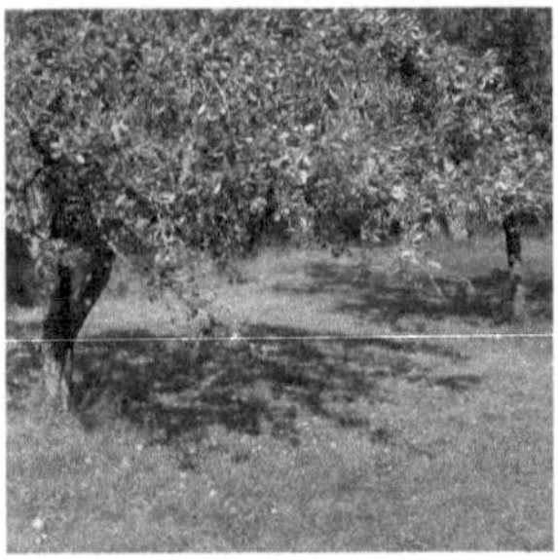

Apfel [i48]

Gut zu wissen

Ballaststoffe

Ballaststoffe in der Nahrung können helfen, den Cholesterinspiegel zu senken, indem sie die Aufnahme von Cholesterin im Darm hemmen. Achten Sie auf ballaststoffreiche Lebensmittel wie Vollkornprodukte, Obst, Gemüse und Hülsenfrüchte.

kcal

kcal steht für Kilokalorien und ist eine Einheit zur Messung des Energiegehalts von Lebensmitteln. Eine ausreichende Ballaststoffzufuhr wird pro 1000 kcal empfohlen, um den Cholesterinspiegel positiv zu beeinflussen.

Ballaststoffaufnahme und Sättigung

Zusammenhang zwischen Ballaststoffaufnahme und Sättigungsgefühl.

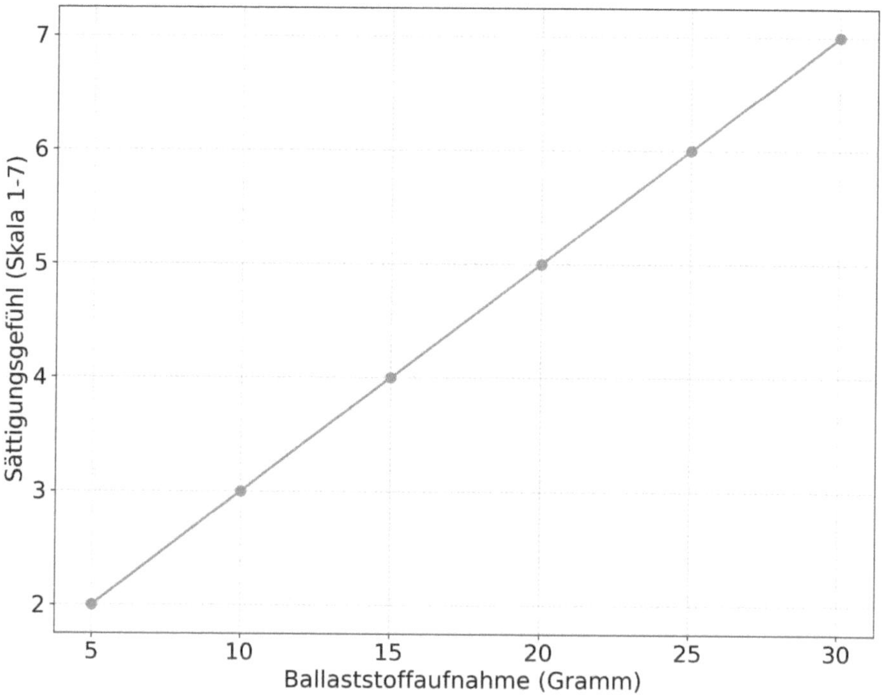

Das Diagramm zeigt eine positive Korrelation zwischen Ballaststoffaufnahme und Sättigungsgefühl. Eine höhere Ballaststoffaufnahme führt im Allgemeinen zu einem stärkeren Sättigungsgefühl, was sich durch die Reduzierung der gesamten Kalorienaufnahme positiv auf das Gewichtsmanagement und die Kontrolle des Cholesterinspiegels auswirken kann.

Konkrete Ratschläge

- Nutzen Sie die Nährwertangaben, um den Anteil an Ballaststoffen pro 100 Gramm zu maximieren und gleichzeitig den Zuckergehalt zu minimieren.
- Vergleichen Sie bei ähnlichen Produkten die Nährwertangaben und wählen Sie die Variante mit dem günstigsten Verhältnis von ungesättigten zu gesättigten Fettsäuren.
- Berechnen Sie anhand der Nährwertangaben Ihren durchschnittlichen täglichen Ballaststoffkonsum und passen Sie Ihre Lebensmittelauswahl entsprechend an, um die empfohlene Menge zu erreichen.
- Achten Sie bei der Auswahl von Fertiggerichten auf den versteckten Zucker: Vergleichen Sie die Nährwertangaben und bevorzugen Sie Produkte mit weniger als 5 Gramm Zucker pro 100 Gramm.
- Nutzen Sie die Nährwertangaben, um den Anteil an Omega-3-Fettsäuren in Ihrer Ernährung zu erhöhen, indem Sie beispielsweise fettreichen Fisch bevorzugen.
- Konzentrieren Sie sich nicht nur auf einzelne Nährstoffe: Betrachten Sie die Nährwertangaben ganzheitlich und wählen Sie Lebensmittel mit einem ausgewogenen Nährstoffprofil.
- Erstellen Sie eine Tabelle mit Ihren Lieblingslebensmitteln und deren Nährwertangaben, um Ihre Auswahl im Supermarkt zu erleichtern und schnell die beste Option zu finden.
- Fotografieren Sie die Nährwertangaben von Lebensmitteln, die Sie selten kaufen, um sie später in Ruhe zu Hause zu analysieren und mit Alternativen zu vergleichen.
- Nutzen Sie Apps, die Ihnen anhand der Nährwertangaben personalisierte Empfehlungen für Ihre Lebensmittelauswahl geben.

Rückblick - 4. Lebensmittelauswahl optimieren

Die Optimierung Ihrer Lebensmittelauswahl ist ein wichtiger Schritt, um Ihren Cholesterinspiegel auf natürliche Weise zu senken und Ihre allgemeine Gesundheit zu verbessern. Es geht dabei nicht um Verzicht, sondern um ein bewussteres Einkaufsverhalten und die Entwicklung eines nachhaltigen Ernährungsstils. Der erste Schritt zur Veränderung beginnt bereits im Supermarkt. Nehmen Sie sich die Zeit, die Zutatenlisten und Nährwerttabellen genau zu studieren. Konzentrieren Sie sich dabei nicht nur auf den Fettgehalt, sondern achten Sie vor allem auf die Art der Fette. Ungesättigte Fettsäuren, wie sie in Olivenöl, Nüssen und Avocados vorkommen, sind wertvolle Verbündete für Ihre Herzgesundheit. Achten Sie darauf, dass diese in den ersten drei Zutaten der Liste stehen, was auf einen höheren Anteil im Produkt hindeutet. Vermeiden Sie hingegen Lebensmittel mit einem hohen Anteil an gesättigten und Transfetten, die häufig in stark verarbeiteten Produkten und Fertiggerichten versteckt sind. Ein weiterer wichtiger Aspekt ist der Zuckergehalt. Versteckter Zucker lauert in vielen Produkten, oft unter verschiedenen Bezeichnungen. Trainieren Sie Ihren Blick für diese versteckten Zuckerquellen und bevorzugen Sie Lebensmittel mit einem natürlich niedrigen Zuckergehalt.

Um die Umsetzung im Alltag zu erleichtern, planen Sie Ihre Mahlzeiten im Voraus und erstellen Sie eine Einkaufsliste. Das hilft Ihnen, Impulskäufe zu vermeiden und sich auf Ihre Ernährungsziele zu konzentrieren. Integrieren Sie ballaststoffreiche Lebensmittel wie Vollkornprodukte, Hülsenfrüchte, Obst und Gemüse in Ihren Speiseplan. Diese sättigen nicht nur nachhaltig, sondern unterstützen auch die Senkung des LDL-Cholesterins. Eine praktische Faustregel: Achten Sie auf mindestens 14g Ballaststoffe pro 1000kcal. Denken Sie auch an die Zubereitungszeit. Schnelle und einfache Rezepte helfen Ihnen, auch im stressigen Alltag gesund zu kochen. Experimentieren Sie mit frischen Kräutern und Gewürzen, um Ihren Gerichten Geschmack zu verleihen und den Bedarf an Salz zu reduzieren.

Ergänzend zu einer durchdachten Vorratshaltung kann der Fokus auf saisonale und regionale Produkte Ihre Ernährung bereichern. Besuchen Sie Ihren lokalen Wochenmarkt oder informieren Sie sich über die saisonale Verfügbarkeit von Obst und Gemüse. So profitieren Sie nicht nur von frischen und nährstoffreichen Lebensmitteln, sondern unterstützen auch regionale Erzeuger und eine nachhaltigere Landwirtschaft. Der bewusste Umgang mit Lebensmitteln stärkt Ihre Gesundheitskompetenz und das Vertrauen in Ihre Fähigkeit, die richtigen Entscheidungen für Ihr Wohlbefinden zu treffen.

Natürlich können bei der Umstellung auch Herausforderungen auftreten. Seien Sie geduldig mit sich selbst und betrachten Sie die Optimierung Ihrer Lebensmittelauswahl als einen Prozess, der Zeit braucht. Kleine Schritte sind besser als gar keine. Fangen Sie mit einem Bereich an, den Sie leicht verändern können und bauen Sie darauf auf. Feiern Sie Ihre Erfolge und lassen Sie sich von Rückschlägen nicht entmutigen. Mit jedem bewussten Einkauf und jeder gesunden Mahlzeit investieren Sie in Ihre Gesundheit und Ihr Wohlbefinden. Sie werden feststellen, dass eine cholesterinbewusste Ernährung nicht nur Ihrer Gesundheit zugutekommt, sondern auch Ihre Lebensqualität steigern kann.

5. Langfristiger Behandlungserfolg

Warum gelingt es manchen Menschen mühelos, ihre Cholesterinwerte dauerhaft zu normalisieren, während andere immer wieder in alte Gewohnheiten zurückfallen? Der Weg zu gesunden Blutfettwerten gleicht einem Marathon, nicht einem Sprint. Neue Routinen und Gewohnheiten brauchen Zeit, um sich zu festigen und Teil des Alltags zu werden. Die regelmäßige Kontrolle der Werte und das Wissen um wirksame Präventionsstrategien bilden das Fundament für einen nachhaltigen Erfolg. In diesem Kapitel erfahren Sie, welche Faktoren über den langfristigen Behandlungserfolg entscheiden und wie Sie diese gezielt für sich nutzen können.

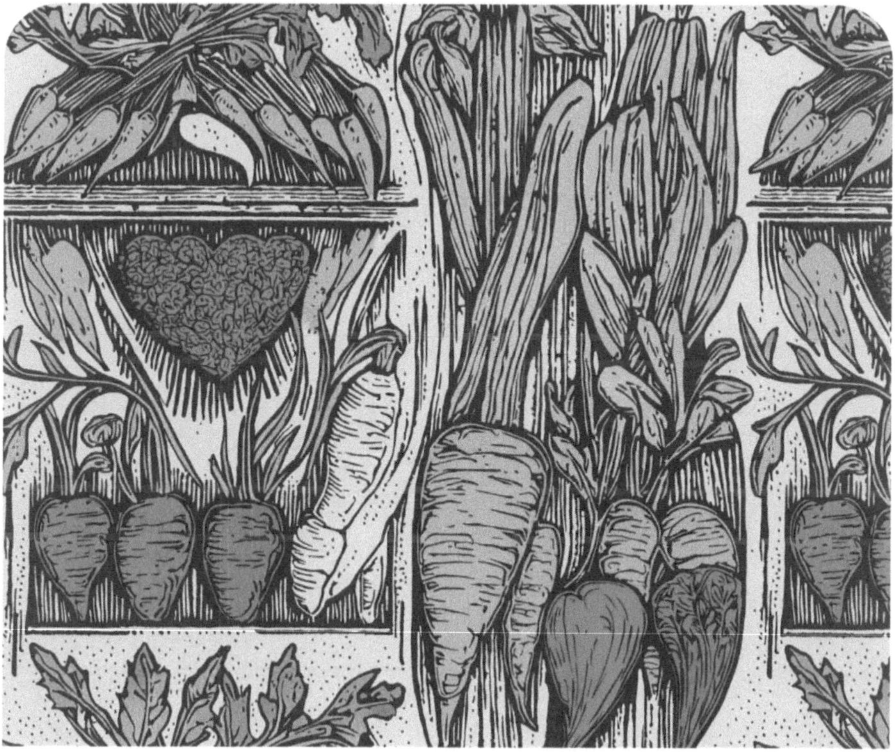

5. 1 Verhaltensänderung

Langfristiger Behandlungserfolg bei erhöhtem Cholesterin erfordert nachhaltige Verhaltensänderungen. Ernährung, Bewegung und die eigene Motivation spielen eine entscheidende Rolle, um die Blutfettwerte dauerhaft in Balance zu bringen. Diese Umstellungen betreffen alltägliche Gewohnheiten und erfordern daher eine durchdachte Strategie. Die Umsetzung ist nicht immer einfach, da persönliche, soziale und kulturelle Faktoren den Prozess beeinflussen. Erfolgreiche Verhaltensänderung bedeutet, gesunde Routinen zu etablieren und langfristig beizubehalten. Dies gelingt durch realistische Zielsetzung, Selbstbeobachtung und die Entwicklung individueller Lösungsstrategien. Schwierigkeiten und Rückschläge sind dabei normal und sollten als wertvolle Lernerfahrungen betrachtet werden. Entdecken Sie in den folgenden Abschnitten, wie Sie Ihre Gewohnheiten Schritt für Schritt optimieren und Ihre Gesundheit nachhaltig verbessern.

Nachhaltige Verhaltensänderung gelingt durch schrittweise Anpassungen, Geduld mit sich selbst und die Akzeptanz von Rückschlägen als Teil des Prozesses.

Essgewohnheiten umstellen

Eine Ernährungsumstellung zur Senkung des Cholesterinspiegels gelingt durch schrittweise Veränderungen. Anstatt radikaler Diäten, die oft nur kurzfristig Erfolge zeigen, ist ein langfristiger Ansatz entscheidend. Konzentrieren Sie sich darauf, spezifische, messbare, angemessene, realistische und zeitgebundene Ziele zu setzen (SMART-Ziele) [s121]. Ein Ziel könnte sein, innerhalb der nächsten zwei Wochen zweimal pro Woche Fisch zu essen. Dokumentieren Sie Ihre Ernährung in einem Tagebuch, um Ihre Fortschritte zu verfolgen und problematische Muster zu erkennen [s122]. Belohnen Sie sich für erreichte Ziele, aber nicht mit Essen. Planen Sie gemeinsam mit Ihrer Familie gesunde Mahlzeiten und integrieren Sie sie in den Prozess der Ernährungsumstellung [s121]. So schaffen Sie ein unterstützendes Umfeld und werden zum positiven Vorbild.

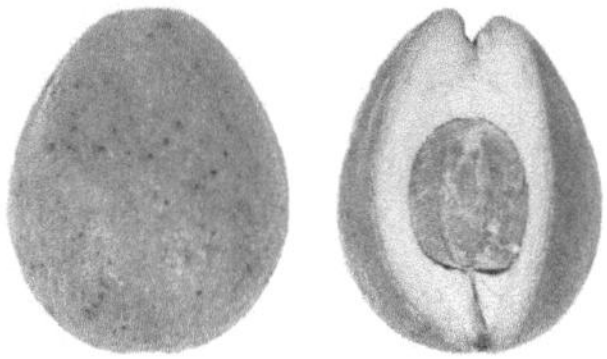

Avocado [i49]

Achten Sie auf Ihre Portionsgrößen und reduzieren Sie Alkohol. Integrieren Sie mehr Obst, Gemüse und fettarme Milchprodukte in Ihren Speiseplan [s122]. Ersetzen Sie hochkalorische Lebensmittel wie Chips durch Obst und Gemüse. Anstatt Salz zu verwenden, greifen Sie zu Gewürzen, um den natriumgehalt Ihrer Mahlzeiten zu senken [s122]. Erhöhen Sie den Verzehr von Vollkornprodukten, Obst und Gemüse schrittweise [s122]. Dies beugt Verdauungsproblemen vor, die bei einer zu schnellen Umstellung auftreten können. Konzentrieren Sie sich auf pflanzliche Proteine und reduzieren Sie den Konsum von rotem Fleisch, verarbeiteten Fleischprodukten, Süßigkeiten und zuckerhaltigen Getränken [s123] [s122]. Fünf Portionen Obst und fünf Portionen Gemüse pro Tag sind ideal [s123]. Auch gesunde Fette, wie sie in Nüssen, Avocados und Olivenöl vorkommen, sollten in Maßen verzehrt werden [s123]. Wichtig ist, geduldig mit sich selbst zu sein und Rückschläge als Teil des Prozesses zu akzeptieren [s121]. Kehren Sie nach einem Ausrutscher schnell wieder zu Ihren neuen Essgewohnheiten zurück.

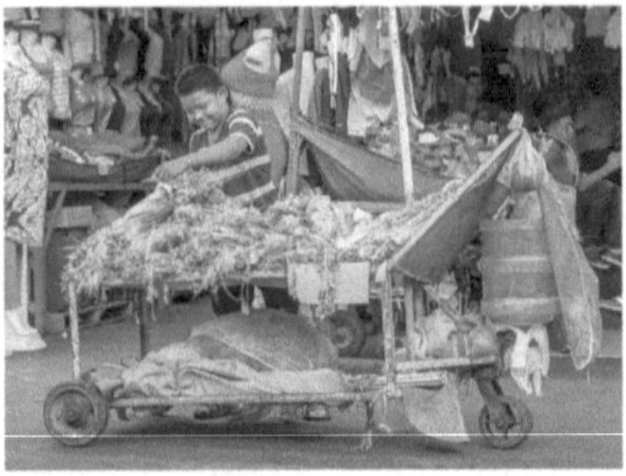

Gemüse [i50]

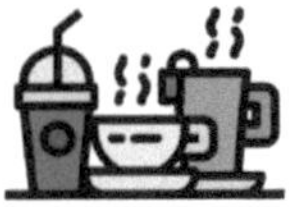

Ernährungsumstellung für niedrigeres Cholesterin

Visualisierung der Ernährungsumstellung für verbesserte Cholesterinwerte.

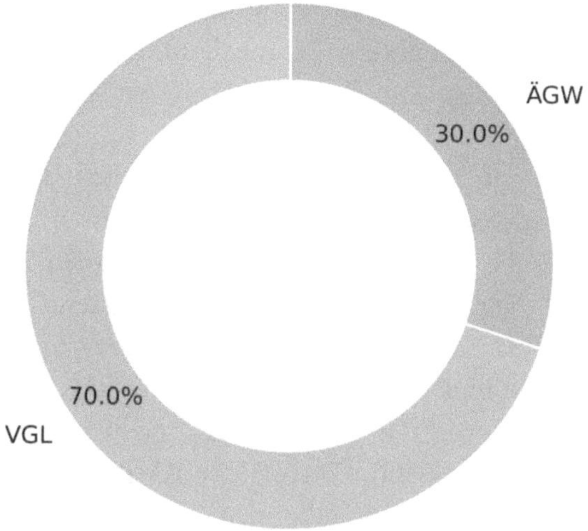

- ÄGW: Alte Gewohnheiten (z. B. hohe Aufnahme von gesättigten Fettsäuren)
- VGL: Verbesserte Gewohnheiten (z. B. mehr Ballaststoffe, weniger gesättigte Fettsäuren)

Dieses Diagramm zeigt die allmähliche Umstellung auf gesündere Essgewohnheiten. Der große Anteil, der den „Verbesserten Gewohnheiten“ gewidmet ist, deutet auf eine positive Veränderung des Ernährungsverhaltens hin. Das Fortbestehen von „alten Gewohnheiten“ zeigt jedoch, dass die Integration neuer Verhaltensweisen ein fortlaufender Prozess ist, der kontinuierliche Anstrengungen und Verstärkung erfordert. Die Konzentration auf die weitere Reduzierung des Segments „Alte Gewohnheiten“ wird wahrscheinlich im Laufe der Zeit zu erheblichen Verbesserungen der Cholesterinwerte beitragen.

Bewegungsroutinen etablieren

Körperliche Aktivität in den Alltag zu integrieren, erfordert eine gut geplante Strategie und realistische Zielsetzung. Anstatt von 0 auf 100 zu starten, ist es ratsam, moderat zu beginnen und die Intensität sowie die Dauer der Aktivität langsam zu steigern [s124]. Gehen Sie etwa dreimal pro Woche für 20 Minuten spazieren und steigern Sie nach und nach die Dauer auf 30 Minuten. Später können Sie die Häufigkeit auf vier- bis fünfmal pro Woche erhöhen. Lebensstilinterventionen, die sowohl Ausdauertraining als auch Krafttraining beinhalten, fördern die Blutzuckerkontrolle [s124]. Integrieren Sie körperliche Aktivität in Ihren Tagesablauf. Nutzen Sie etwa die Treppe statt des Aufzugs oder gehen Sie kurze Strecken zu Fuß statt mit dem Auto. Diese kleinen Veränderungen summieren sich im Laufe der Zeit und tragen zu einem aktiveren Lebensstil bei. Wichtig ist, körperliche Aktivität langfristig in den Alltag zu integrieren, um nachhaltige positive Effekte für die Gesundheit zu erzielen [s125]. Körperliche Aktivität senkt nicht nur das Risiko für Herz-Kreislauf-Erkrankungen, sondern verbessert auch die insulinempfindlichkeit und optimiert die Blutzuckerkontrolle [s126] [s124]. Ärztlicher Rat unterstützt dabei, die für Sie geeignete Aktivität zu finden und diese richtig in Ihren Alltag zu integrieren [s126]. Eine Kombination aus Ausdauer- und Krafttraining bietet zusätzliche Vorteile für die Herzgesundheit und wirkt sich positiv auf Blutdruck und Blutfettwerte aus [s125]. Regelmäßiges Training stärkt die körperliche Fitness, verbessert das Gleichgewicht und kann die Stimmung positiv beeinflussen [s127]. Bevor Sie mit einem intensiven Trainingsprogramm beginnen, sollten Sie – insbesondere, wenn Sie bisher wenig aktiv waren – ärztlichen Rat einholen [s127]. Denken Sie daran, dass auch kleine, regelmäßige Bewegungseinheiten positive Effekte haben.

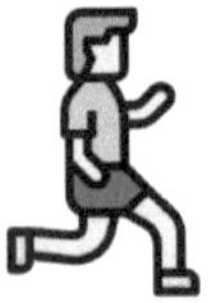

Einfluss von Training auf Cholesterin

Zusammenhang zwischen Trainingsaufwand und Cholesterinspiegel im Zeitverlauf.

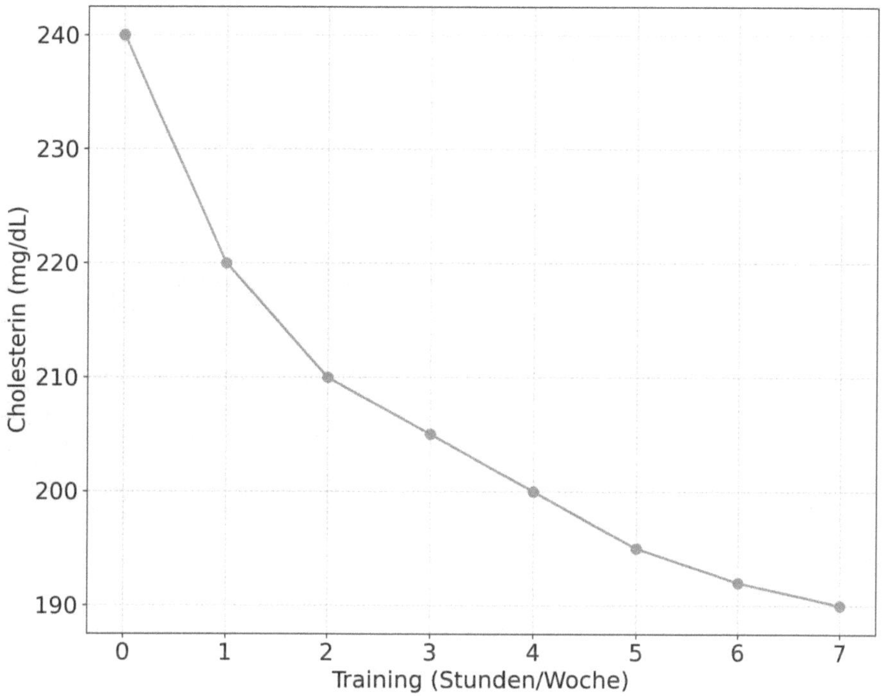

Das Diagramm zeigt einen allgemein abnehmenden Trend des Cholesterinspiegels mit zunehmender Trainingsdauer. Dies deutet auf einen positiven Zusammenhang zwischen regelmäßiger körperlicher Aktivität und niedrigerem Cholesterinspiegel hin. Der anfängliche Rückgang ist signifikanter, was möglicherweise auf abnehmende Erträge bei höheren Aktivitätsniveaus hindeutet. Die individuellen Ergebnisse können variieren und andere Faktoren wie die Ernährung spielen ebenfalls eine entscheidende Rolle.

Motivation aufrechterhalten

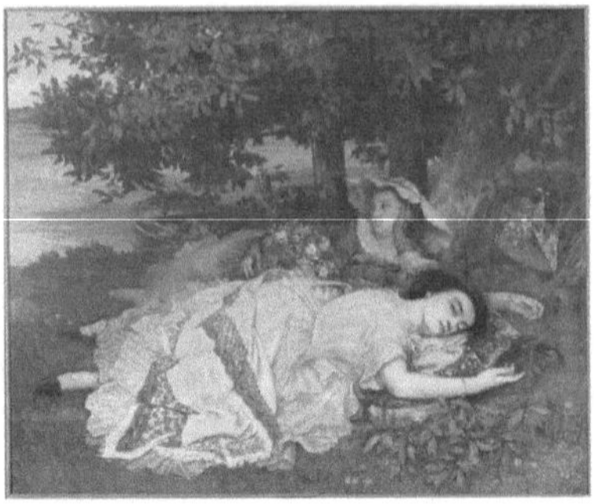

Entspannungstechniken [i51]

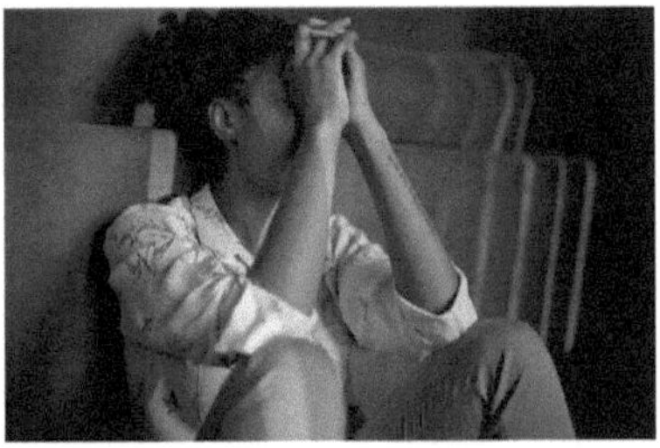

Stress [i52]

Die Aufrechterhaltung der Motivation über einen längeren Zeitraum ist entscheidend für den Erfolg einer jeden Lebensstiländerung, insbesondere bei der Senkung des Cholesterinspiegels. Ein unterstützendes soziales Umfeld spielt dabei eine wichtige Rolle. Regelmäßiger Austausch mit Familie und Freunden, die die eigenen Ziele kennen und unterstützen, kann die Motivation stärken und bei Schwierigkeiten Halt geben [s128]. Gemeinsame Aktivitäten, wie zum Beispiel ein wöchentlicher Spaziergang mit einem Freund oder das Kochen gesunder Mahlzeiten mit der Familie, verbinden die angestrebten Verhaltensänderungen mit positiven sozialen Erlebnissen und festigen sie dadurch. Zusätzlich können Entspannungstechniken wie Meditation oder Yoga helfen, Stress abzubauen, der häufig zu ungesunden Verhaltensweisen führt [s128]. Wer lernt, mit Stress konstruktiv umzugehen, stärkt seine Widerstandsfähigkeit gegenüber Rückschlägen und erhöht die Wahrscheinlichkeit, langfristig motiviert zu bleiben. Die Integration neuer Gewohnheiten in den Alltag sollte an die individuellen Bedürfnisse und kulturellen Präferenzen angepasst werden [s129]. Was dem einen leichtfällt, kann für den anderen eine große Hürde darstellen. Daher ist es wichtig, realistische Ziele zu setzen und die eigenen Fortschritte regelmäßig zu überprüfen. Eine professionelle Begleitung, wie etwa durch einen Ernährungsberater oder einen Arzt, kann zusätzliche Unterstützung bieten und dabei helfen, die Motivation langfristig aufrechtzuerhalten [s129]. Regelmäßige Gespräche ermöglichen es, Herausforderungen frühzeitig zu erkennen und gemeinsam Lösungsstrategien zu entwickeln. Gerade für Menschen mit geringerem sozioökonomischen Status kann der Zugang zu solcher Unterstützung erschwert sein, was die Bedeutung von niedrigschwelligen Angeboten und aufklärenden Maßnahmen unterstreicht [s130]. Letztlich geht es darum, die Verhaltensänderung als kontinuierlichen Prozess zu begreifen, bei dem Rückschläge normal und Teil des Lernprozesses sind. Wichtig ist, sich nach einem Ausrutscher nicht entmutigen zu lassen, sondern den Fokus wieder auf die positiven Aspekte der Veränderung zu richten und weiterzumachen.

Gut zu wissen

Lebensstiländerung

Eine Umstellung der Lebensweise, die Ernährung, Bewegung und Stressmanagement umfasst, kann den Cholesterinspiegel senken und das allgemeine Wohlbefinden verbessern.

Sozioökonomischer Status

Die soziale und wirtschaftliche Stellung einer Person in der Gesellschaft, die den Zugang zu Ressourcen wie Gesundheitsversorgung und gesunden Lebensmitteln beeinflussen kann. Ein niedriger sozioökonomischer Status kann die Umsetzung von Lebensstiländerungen zur Senkung des Cholesterinspiegels erschweren.

Resilienz

Die Fähigkeit, sich von Rückschlägen zu erholen und Herausforderungen effektiv zu bewältigen. Eine hohe Resilienz kann bei der langfristigen Aufrechterhaltung von Verhaltensänderungen helfen, die zur Senkung des Cholesterinspiegels notwendig sind.

Motivationsfaktoren für die Aufrechterhaltung eines gesunden Cholesterinspiegels

Vergleich der Motivationsfaktoren für langfristige Ernährungsumstellungen

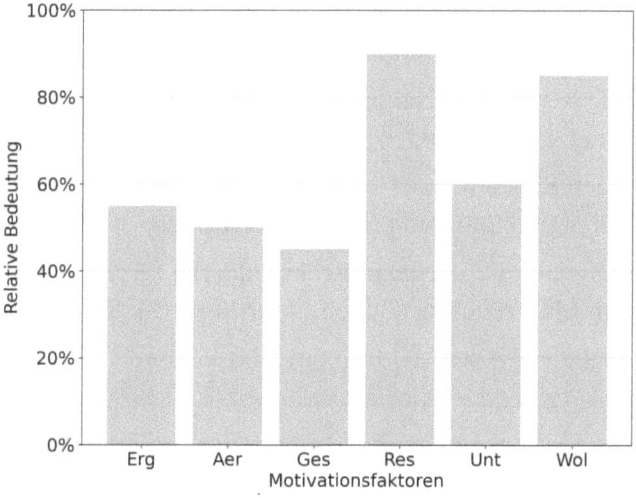

Aer: Empfehlungen des Arztes	Erg: Praktische Hilfsmittel (z. B. gesunde Rezepte)
Ges: Gesundheitsrisiken verstehen	Res: Sichtbare Ergebnisse (z. B. niedrigere Cholesterinwerte)
Unt: Unterstützung von Familie/Freunden	Wol: Verbessertes Wohlbefinden (z. B. mehr Energie)

Dieses Diagramm zeigt die relative Bedeutung verschiedener Motivationsfaktoren für die Aufrechterhaltung eines gesunden Cholesterinspiegels durch die Ernährung. Sichtbare Ergebnisse und ein verbessertes Wohlbefinden sind die stärksten Motivatoren, was darauf hindeutet, dass die Betonung dieser positiven Ergebnisse für eine nachhaltige Verhaltensänderung entscheidend sein kann. Das Verständnis der Gesundheitsrisiken ist zwar wichtig, scheint aber weniger wirkungsvoll zu sein als die eigene Erfahrung der Vorteile. Unterstützung durch andere und praktische Hilfsmittel spielen ebenfalls eine wichtige Rolle, was die Bedeutung eines unterstützenden Umfelds und leicht zugänglicher Werkzeuge unterstreicht.

Konkrete Ratschläge

- Verknüpfen Sie jede neue, gesunde Essgewohnheit mit einem bestehenden Ritual. Trinken Sie beispielsweise nach dem morgendlichen Kaffee ein Glas Wasser mit Zitrone.
- Schaffen Sie sich Ankerpunkte für gesunde Ernährung: Platzieren Sie eine Schale mit Obst gut sichtbar im Wohnzimmer.
- Essen Sie bewusst und langsam. Konzentrieren Sie sich auf den Geschmack und die Textur jedes Bissens.
- Verwenden Sie kleineres Geschirr, um Ihre Portionen optisch zu vergrössern und Sättigung früher zu erreichen.
- Kaufen Sie nur die Lebensmittel ein, die Sie für Ihre geplanten, gesunden Mahlzeiten benötigen. Vermeiden Sie Spontankäufe.
- Trinken Sie vor jeder Mahlzeit ein Glas Wasser. Das füllt den Magen und kann Heißhungerattacken reduzieren.
- Variieren Sie Ihre Bewegungsformen. Wechseln Sie zwischen Spazierengehen, Schwimmen und Radfahren, um Motivation und Spass zu erhalten.
- Suchen Sie sich einen Trainingspartner. Gemeinsame Bewegung stärkt die Motivation und die Verbindlichkeit.
- Verbinden Sie Bewegung mit Alltagsaktivitäten. Hören Sie beispielsweise beim Staubsaugen ein Hörbuch.
- Visualisieren Sie Ihren langfristigen Behandlungserfolg. Stellen Sie sich vor, wie Sie sich fühlen werden, wenn Sie Ihr Ziel erreicht haben.
- Feiern Sie Ihre Erfolge. Geben Sie sich selbst Anerkennung für jeden Schritt in die richtige Richtung.

5. 2 Erfolgskontrolle

Erfolgskontrolle ist entscheidend für den langfristigen Erfolg der Cholesterinsenkung. Die Dokumentation von Messwerten, körperlichen Veränderungen und dem allgemeinen Wohlbefinden ermöglicht es, die Wirksamkeit der Maßnahmen zu bewerten und gegebenenfalls anzupassen. Neben objektiven Daten wie Cholesterinwerten, Gewicht und Blutdruck spielen auch subjektive Beobachtungen wie Leistungsfähigkeit und Schlafqualität eine wichtige Rolle. Die systematische Erfassung dieser Informationen hilft, Zusammenhänge zwischen den Maßnahmen und den Veränderungen der Cholesterinwerte zu erkennen. Mögliche Nebenwirkungen können frühzeitig identifiziert und mit dem Arzt besprochen werden. Eine umfassende Dokumentation liefert Ihnen und Ihrem Arzt einen klaren Überblick über Ihren Fortschritt. Kontinuierliche Erfolgskontrolle schafft Transparenz und motiviert, die notwendigen Lebensstiländerungen langfristig umzusetzen. Erfahren Sie in den folgenden Abschnitten, wie Sie Ihre Fortschritte effektiv dokumentieren und Ihr Wohlbefinden steigern.

Langfristiger Erfolg bei der Cholesterinsenkung basiert auf der ganzheitlichen Betrachtung von objektiven Messwerten, körperlichen Veränderungen und dem subjektiven Wohlbefinden.

Messwerte dokumentieren

Das Dokumentieren Ihrer Messwerte ist unerlässlich, um den Erfolg Ihrer Bemühungen zur natürlichen Cholesterinsenkung zu verfolgen und gegebenenfalls Anpassungen vorzunehmen. Notieren Sie Ihre Cholesterinwerte (Gesamtcholesterin, LDL, HDL, triglyceride) vor Beginn Ihrer Maßnahmen. Wiederholen Sie die Messungen regelmäßig, z.B. monatlich oder wie von Ihrem Arzt empfohlen, um die Entwicklung zu beobachten. Neben den Werten selbst, halten Sie auch relevante Begleitfaktoren fest, wie Ernährungsumstellungen, erhöhte körperliche Aktivität oder die Einnahme von Nahrungsergänzungsmitteln. So können Sie Zusammenhänge zwischen Ihren Maßnahmen und den Veränderungen Ihrer Cholesterinwerte erkennen [s131]. Dokumentieren Sie außerdem mögliche Nebenwirkungen, wie Muskelschmerzen, um diese mit Ihrem Arzt zu besprechen [s132]. Eine strukturierte Dokumentation, etwa in Tabellenform mit Datum, Uhrzeit und den jeweiligen Werten, erleichtert die Auswertung und gibt Ihnen und Ihrem Arzt einen klaren Überblick über Ihren Fortschritt [s133]. Wie in einer Studie beobachtet, können Faktoren wie Bewegung und die zusätzliche Einnahme bestimmter Vitamine den Erfolg beeinflussen [s131]. Führen Sie daher auch Buch über diese Faktoren, um ein umfassendes Bild zu erhalten.

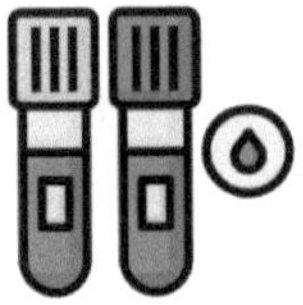

Cholesterinverlauf

Cholesterinsenkung im Laufe der Zeit durch Änderungen des Lebensstils.

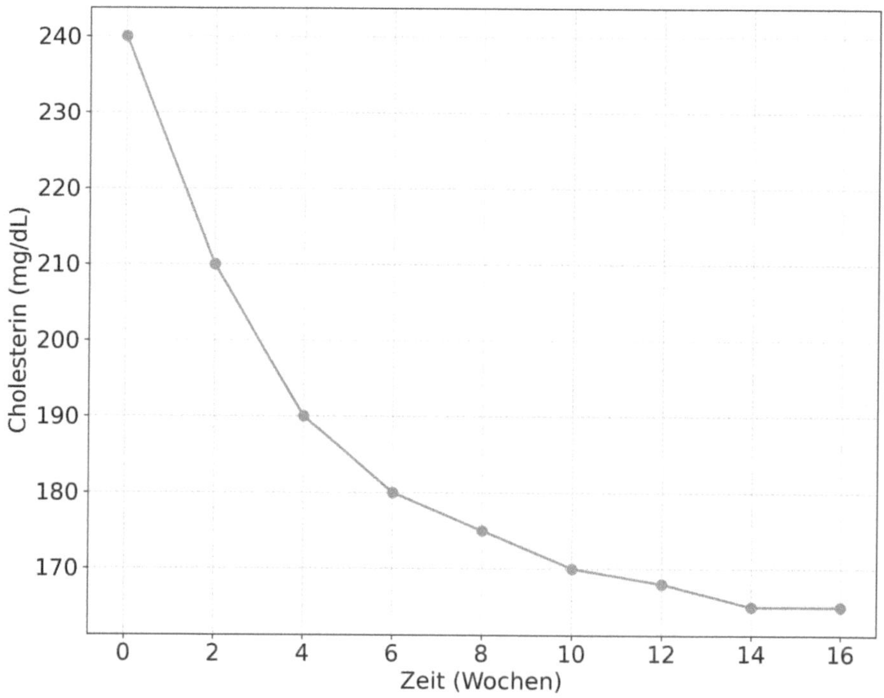

Das Diagramm zeigt einen stetigen Rückgang des Cholesterinspiegels über den beobachteten Zeitraum, was auf die Wirksamkeit der durchgeführten Ernährungs- und Lebensstilinterventionen hindeutet. Der deutlichste Rückgang erfolgt in den ersten Wochen, gefolgt von einer allmählicheren Reduktion, die schließlich ein Plateau erreicht. Dieses Plateau deutet auf eine wahrscheinliche Stabilisierung des Cholesterinspiegels in einem gesünderen Bereich hin.

Körperliche Veränderungen

Körperliche Veränderungen begleiten und unterstützen oft die natürliche Senkung des Cholesterinspiegels. Neben den messbaren Blutwerten geben auch Veränderungen des Körpers Hinweise auf den Behandlungserfolg. Ein sinkender Cholesterinspiegel kann sich beispielsweise positiv auf das Gewicht, den Blutdruck und die allgemeine körperliche Verfassung auswirken. Werden die im vorherigen Kapitel beschriebenen Maßnahmen zur Cholesterinsenkung konsequent umgesetzt, können sich positive Effekte auf den Körper einstellen, zu vergleichen mit einer gesteigerten Leistungsfähigkeit beim Sport oder einer verbesserten Schlafqualität. Diese subjektiven Beobachtungen ergänzen die objektiven Messwerte und tragen zum Gesamtbild des Behandlungsverlaufs bei. [s134] Dokumentieren Sie daher auch solche Veränderungen, etwa ein gesteigertes Wohlbefinden oder eine verbesserte Ausdauer, um ein umfassendes Bild Ihres Fortschritts zu erhalten. Achten Sie dabei auf Veränderungen im Bereich Ihrer körperlichen Belastbarkeit, Ihres Gewichts oder Ihres Körperfettanteils. Diese können – in Kombination mit den dokumentierten Cholesterinwerten und den festgehaltenen Ernährungs- und Bewegungsgewohnheiten – wertvolle Informationen für die Beurteilung des Behandlungserfolgs liefern. Sollten Sie beispielsweise eine Gewichtsreduktion feststellen, notieren Sie diese zusammen mit dem Datum und etwa dem Ausgangsgewicht. Eine solche detaillierte Dokumentation ermöglicht es Ihnen und Ihrem Arzt, die Wirksamkeit der Maßnahmen präzise zu bewerten und gegebenenfalls anzupassen. Ziel ist es, durch die Kombination von objektiven Messwerten und subjektiven Beobachtungen ein individuelles und ganzheitliches Verständnis des Behandlungsverlaufs zu entwickeln. [s134] Die im vorherigen Kapitel erwähnte regelmäßige Dokumentation der Cholesterinwerte bildet dabei die Basis, die durch die hier beschriebenen körperlichen Veränderungen

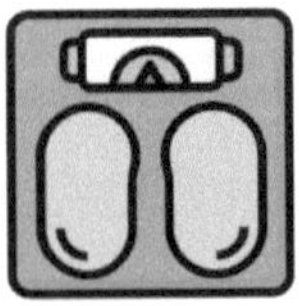

sinnvoll ergänzt wird. Durch die Beobachtung und Dokumentation dieser Veränderungen können Sie die Motivation für die langfristige Behandlung aufrechterhalten und gemeinsam mit Ihrem Arzt die Therapie optimieren.

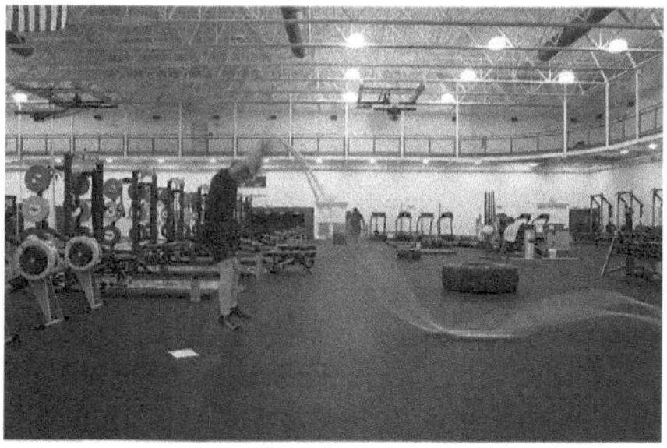

Leistungsfähigkeit [i53]

Gut zu wissen

Blutdruck

Ein zu hoher Blutdruck kann die Gefäßwände schädigen und die Entstehung von Arteriosklerose begünstigen, was wiederum das Risiko für einen erhöhten Cholesterinspiegel steigert. Eine erfolgreiche Cholesterinsenkung kann sich positiv auf den Blutdruck auswirken.

Körperfettanteil

Ein hoher Körperfettanteil, insbesondere im Bauchbereich, steht in Verbindung mit einem erhöhten Cholesterinspiegel. Eine Reduktion des Körperfettanteils durch gesunde Ernährung und Bewegung kann daher zu einer Verbesserung der Cholesterinwerte beitragen.

Leistungsfähigkeit

Eine verbesserte kardiovaskuläre Fitness durch regelmäßiges Ausdauertraining kann die Cholesterinwerte positiv beeinflussen und die Leistungsfähigkeit steigern. Dies zeigt sich z.B. durch eine verbesserte Ausdauer beim Sport.

Auswirkungen von Lebensstiländerungen auf den Cholesterinspiegel

Zusammenhang zwischen Gewicht, Fitness und Cholesterinspiegel.

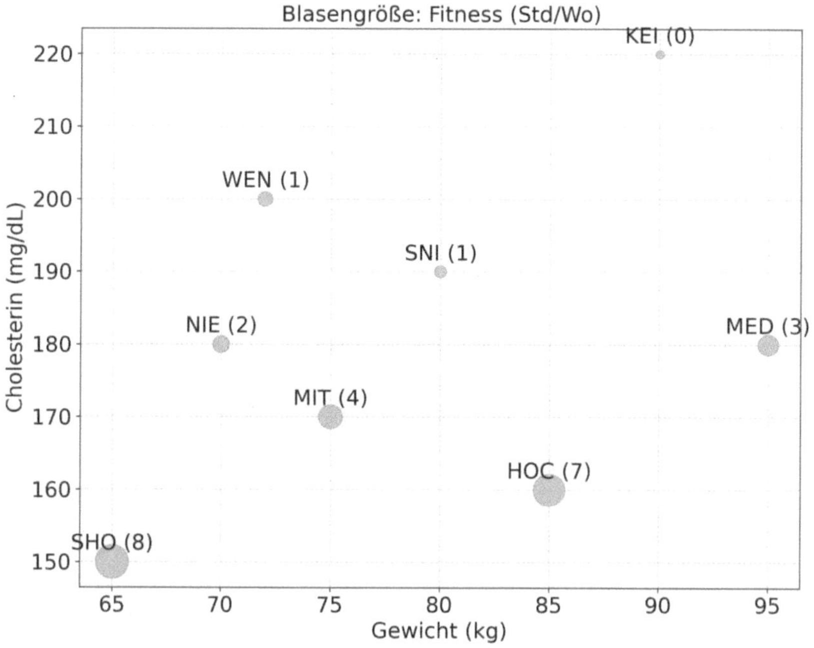

Blasengröße: Fitness (Std/Wo)

HOC: Hohe Fitness

KEI: Fast keine Fitness

MED: Mittlere Fitness

MIT: Moderate Fitness

NIE: Niedrige Fitness

SHO: Sehr hohe Fitness

SNI: Sehr niedrige Fitness

WEN: Wenig Fitness

Dieses Diagramm deutet auf einen starken Zusammenhang zwischen verbesserter Fitness und niedrigerem Cholesterinspiegel hin. Personen mit höherer Fitness weisen im Allgemeinen einen niedrigeren Cholesterinspiegel auf, unabhängig von ihrem Gewicht. Gewichtsverlust scheint zwar ebenfalls vorteilhaft zu sein, aber seine Auswirkungen auf den Cholesterinspiegel scheinen weniger ausgeprägt zu sein als die von erhöhter Fitness. Dies unterstreicht die Bedeutung regelmäßiger körperlicher Aktivität für die Kontrolle des Cholesterinspiegels, selbst wenn keine signifikante Gewichtsabnahme erreicht wird.

Wohlbefinden steigern

Wohlbefinden steigern Neben der Dokumentation von Messwerten und körperlichen Veränderungen spielt die Steigerung des allgemeinen Wohlbefindens eine wichtige Rolle für den langfristigen Erfolg der Cholesterinsenkung. Ein verbessertes Wohlbefinden wirkt sich positiv auf die Motivation aus und erleichtert die konsequente Umsetzung der notwendigen Lebensstiländerungen [s135]. Mehrere Faktoren tragen zu einem gesteigerten Wohlbefinden bei. Eine ausgewogene Ernährung, regelmäßige Bewegung und ein gesundes Gewichtsmanagement bilden die Grundlage [s136]. Integrieren Sie körperliche Aktivität in Ihren Alltag – so könnten Sie beispielsweise statt des Autos öfter das Fahrrad nutzen oder zu Fuß gehen. Planen Sie konkrete und realistische Ziele, die Sie mithilfe der SMART-Methode (Spezifisch, Messbar, Angemessen, Realistisch, Zeitgebunden) definieren und verfolgen [s136]. Ausreichend Schlaf, Stressbewältigung und die Pflege Ihrer mentalen Gesundheit beeinflussen ebenfalls Ihr Wohlbefinden [s137]. Aktivitäten wie Meditation oder Yoga können Stress reduzieren und die emotionale Stabilität fördern [s135]. Auch soziale Kontakte und die Einbindung von Familie und Freunden wirken sich positiv aus [s135] [s136]. Gemeinsame Aktivitäten stärken nicht nur das soziale Gefüge, sondern erhöhen auch die Motivation und den Behandlungserfolg [s138]. Pflegen Sie Ihre Hobbys und integrieren Sie regelmäßige Freizeitaktivitäten in Ihren Alltag, um Ihre kognitiven Funktionen und Ihr allgemeines Wohlbefinden zu verbessern [s135]. Die Kommunikation mit Ihrem Arzt hilft Ihnen, die Behandlung besser zu verstehen und umzusetzen [s138]. Durch die Kombination dieser Maßnahmen können Sie Ihr Wohlbefinden nachhaltig steigern und so den Erfolg Ihrer Cholesterinsenkung langfristig sichern.

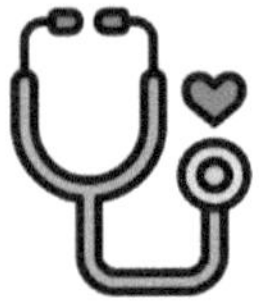

Gut zu wissen

Kognitive Funktionen

Kognitive Funktionen, wie Gedächtnis und Konzentration, können durch regelmäßige Freizeitaktivitäten und einen gesunden Lebensstil verbessert werden, was die Motivation zur Cholesterinsenkung fördern kann.

SMART-Methode

Die SMART-Methode hilft bei der Zielsetzung zur Cholesterinsenkung, indem sie Ziele spezifisch, messbar, attraktiv, realistisch und terminiert formuliert, um den Fortschritt zu verfolgen und die Motivation zu erhalten.

Einfluss der Wohlfühlfaktoren

Einfluss von Lebensstiländerungen auf das Wohlbefinden.

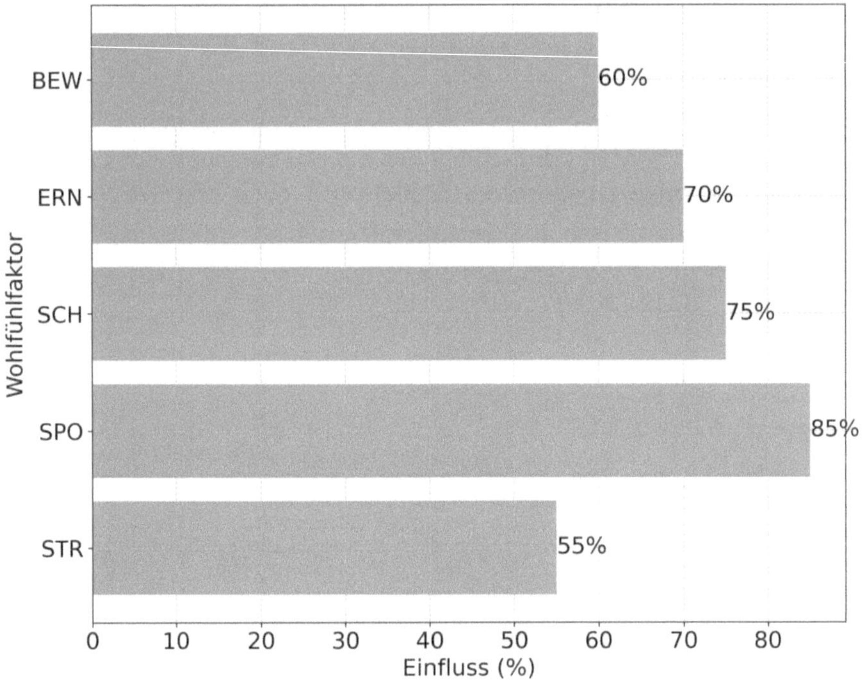

BEW: Bewusstsein

ERN: Ernährung

SCH: Schlafqualität

SPO: Sport

STR: Stresslevel

Dieses Diagramm stellt den positiven Einfluss verschiedener Lebensstilfaktoren auf das allgemeine Wohlbefinden visuell dar. Höhere Werte deuten auf einen stärkeren positiven Einfluss hin. Die Konzentration auf Bereiche mit niedrigeren Werten könnte weitere Verbesserungsmöglichkeiten und einen ausgewogeneren Ansatz für das Wohlbefinden bieten.

Konkrete Ratschläge

- Verknüpfen Sie die Erfolgskontrolle Ihrer Cholesterinwerte mit einem persönlichen Belohnungssystem.
- Definieren Sie Etappenziele für Ihre Cholesterinsenkung und belohnen Sie sich bei deren Erreichen mit einem besonderen Erlebnis, nicht mit Essen.
- Reflektieren Sie regelmäßig über Ihre Erfolge und notieren Sie, welche positiven Auswirkungen die gesenkten Cholesterinwerte auf Ihr Leben haben.
- Führen Sie ein „Wohlfühltagebuch", in dem Sie Ihre Stimmung und Energielevel dokumentieren, um Zusammenhänge mit Ihren Cholesterinwerten zu erkennen.
- Erstellen Sie eine Foto-Dokumentation Ihrer körperlichen Veränderungen.
- Vergleichen Sie regelmäßig Fotos von sich selbst, um die positiven Effekte Ihrer Bemühungen sichtbar zu machen und Ihre Motivation zu steigern.
- Messen Sie regelmäßig Ihren Bauchumfang.
- Notieren Sie die Veränderung Ihres Bauchumfangs in Ihrem Wohlfühltagebuch, um einen weiteren Indikator für Ihren Behandlungserfolg zu haben.
- Beobachten Sie, wie sich Ihre Kleidung anfühlt.
- Dokumentieren Sie, ob Ihre Kleidung lockerer sitzt, als weiteren Hinweis auf positive körperliche Veränderungen.
- Analysieren Sie Ihre Blutfettwerte im Detail.
- Fragen Sie Ihren Arzt nach den einzelnen Cholesterin-Subfraktionen und deren Bedeutung für Ihr individuelles Risiko, um ein umfassenderes Bild zu erhalten.

5. 3 Präventionsmaßnahmen

Langfristiger Behandlungserfolg bei erhöhten Cholesterinwerten erfordert mehr als nur die kurzfristige Senkung der Blutfettwerte. Präventionsmaßnahmen spielen eine entscheidende Rolle, um das Risiko für Folgeerkrankungen dauerhaft zu minimieren und die Gesundheit nachhaltig zu verbessern. Dies umfasst Anpassungen des Lebensstils sowie die bewusste Wahrnehmung von Vorsorgeuntersuchungen. Ein gesunder Lebensstil mit ausgewogener Ernährung, regelmäßiger Bewegung, ausreichend Schlaf und effektivem Stressmanagement bildet das Fundament für langfristige Erfolge. Gleichzeitig ermöglicht die Inanspruchnahme von Vorsorgeuntersuchungen die frühzeitige Erkennung und Behandlung potenzieller Gesundheitsprobleme. Entdecken Sie im Folgenden, welche konkreten Präventionsmaßnahmen Ihnen helfen, Ihre Cholesterinwerte dauerhaft im Griff zu behalten und Ihre Gesundheit nachhaltig zu stärken.

Ein langfristiger Behandlungserfolg bei erhöhten Cholesterinwerten erfordert nicht nur die Behandlung akuter Beschwerden, sondern auch die aktive und nachhaltige Minimierung von Risikofaktoren durch einen gesunden Lebensstil, regelmäßige Vorsorgeuntersuchungen und die Stärkung der eigenen Gesundheitskompetenz.

Risikofaktoren minimieren

Risikofaktoren für erhöhte Cholesterinwerte und damit verbundene Erkrankungen lassen sich durch gezielte Änderungen des Lebensstils minimieren. Regelmäßige Bewegung, mindestens 150 Minuten pro Woche, verbessert das lipidprofil und trägt zur Gewichtskontrolle bei [s139] [s140]. Eine gesunde Ernährung mit viel Obst, Gemüse, mageren Proteinen und Ballaststoffen wirkt sich positiv auf den Cholesterinspiegel aus und senkt das Risiko für Herzkrankheiten [s139]. Eine mediterrane oder DASH-Diät kann hier besonders empfehlenswert sein [s140]. Die Reduktion von Salz und Zucker in der Ernährung spielt ebenfalls eine wichtige Rolle [s141]. Weniger als 2.300 mg Natrium pro Tag und ein Anteil von zugesetztem Zucker unter 10 % der täglichen Kalorienzufuhr sind anzustreben. Der Verzicht auf Tabakkonsum senkt das Risiko für zahlreiche Krankheiten, darunter auch Herzkrankheiten, unabhängig vom Alter des Patienten [s139] [s140]. Alkoholkonsum sollte minimiert oder ganz vermieden werden [s139] [s140]. Auch ausreichend Schlaf, idealerweise sieben bis acht Stunden pro Nacht, trägt zur Risikominimierung bei [s141] [s139] [s140]. Regelmäßige Arztbesuche und Gesundheitsuntersuchungen ermöglichen die frühzeitige Erkennung und Behandlung von chronischen Krankheiten [s140]. Effektives Stressmanagement durch Entspannungstechniken wie Yoga oder meditation kann die negativen Auswirkungen von Stress auf die Gesundheit reduzieren [s141] [s139]. Ein Beispiel hierfür wäre, täglich 15 Minuten Meditation in den Alltag zu integrieren. Die Kontrolle von Risikofaktoren wie Diabetes, Bluthochdruck und erhöhten Cholesterinwerten ist ebenfalls wichtig [s139]. Ein gesundes Gewicht durch ausgewogene Ernährung und regelmäßige Bewegung zu halten, rundet die Präventionsmaßnahmen ab [s139].

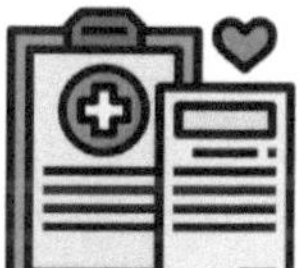

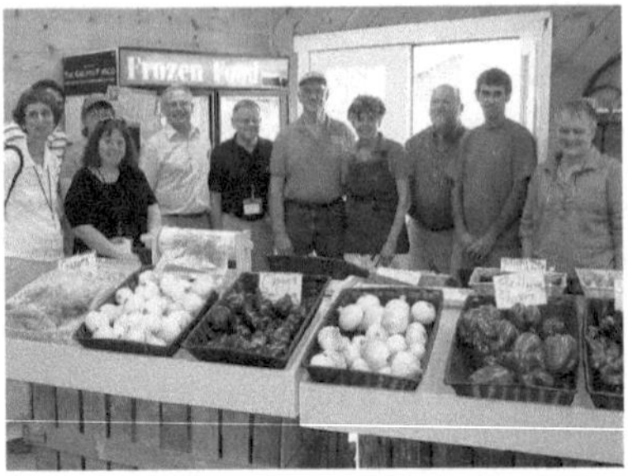

Mediterrane Diät [i54]

Verteilung der Cholesterin-Risikofaktoren

Verteilung der kontrollierbaren Cholesterin-Risikofaktoren.

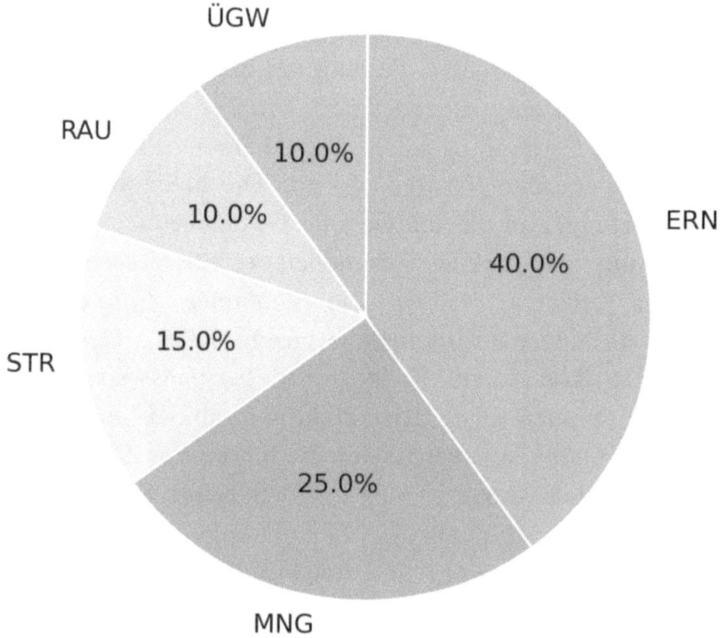

ERN: Ungesunde Ernährung (gesättigte/Transfette, Cholesterin)

MNG: Mangelnde Bewegung

RAU: Rauchen

STR: Stress

ÜGW: Übergewicht/Adipositas

Dieses Diagramm zeigt die relative Bedeutung von Lebensstilfaktoren bei der Steuerung des Cholesterinspiegels. Während die Genetik eine Rolle spielt, ist ein erheblicher Teil des Risikos durch Ernährung, Bewegung und Stressbewältigung veränderbar. Die Konzentration auf diese Bereiche kann den Einzelnen in die Lage versetzen, die Kontrolle über ihre Herzgesundheit zu übernehmen.

Vorsorgeuntersuchungen wahrnehmen

Vorsorgeuntersuchungen bilden die Grundlage für den Erhalt der Gesundheit und die frühzeitige Erkennung von Risikofaktoren oder Erkrankungen, noch bevor Symptome auftreten [s142]. Durch die regelmäßige Teilnahme an diesen Untersuchungen können chronische Krankheiten wie Diabetes oder herzkreislauferkrankungen, die eng mit erhöhten Cholesterinwerten verknüpft sind, frühzeitig diagnostiziert und behandelt werden [s142]. Dies erhöht die Erfolgsaussichten der Therapie und minimiert das Risiko schwerwiegender Komplikationen. Die Integration präventiver Gesundheitsleistungen in die individuelle Gesundheitsvorsorge ist daher unerlässlich, um die eigene Gesundheit effektiv zu schützen und langfristig zu erhalten [s142]. Die konkreten Empfehlungen für Vorsorgeuntersuchungen variieren je nach Alter, Geschlecht und individuellen Risikofaktoren. So beginnen beispielsweise Cholesterin-Screenings für Frauen ohne Risikofaktoren ab 45 Jahren, während Frauen mit Risikofaktoren bereits ab 20 Jahren zur Kontrolle geraten wird [s143]. Ähnlich verhält es sich mit dem Screening auf Prädiabetes und Typ-2-Diabetes, das ab 35 Jahren empfohlen wird und bei Übergewicht oder Adipositas in dreijährigen Abständen wiederholt werden sollte [s143]. Neben diesen spezifischen Untersuchungen sind regelmäßige Arztbesuche, unter anderem zur Blutdruckkontrolle, ratsam [s144]. Auch wenn man sich gesund fühlt, ermöglichen diese Besuche eine umfassende Risikobewertung und die Früherkennung potenzieller Gesundheitsprobleme [s144]. Die Häufigkeit der Blutdruckmessung hängt von den individuellen Werten ab: Liegen diese im Normbereich, reicht eine Kontrolle alle drei bis fünf Jahre [s144]. Für eine nachhaltige Prävention ist die aktive Auseinandersetzung mit den eigenen Risikofaktoren und die Inanspruchnahme der empfohlenen Vorsorgeuntersuchungen entscheidend.

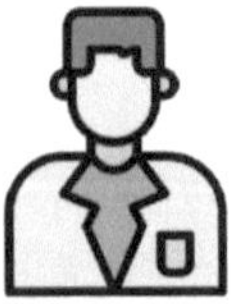

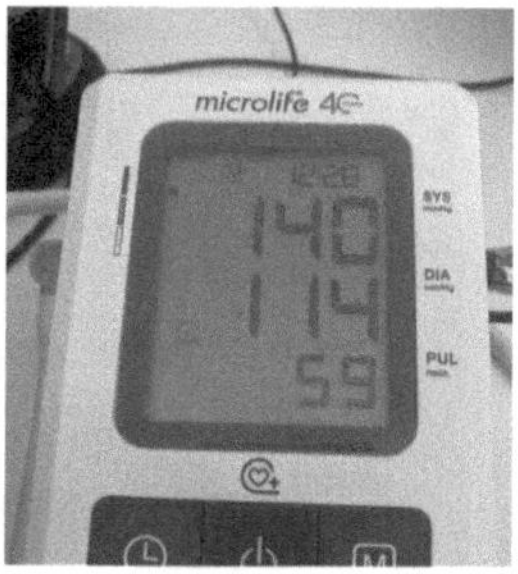

Blutdruckmessung [i55]

Gut zu wissen

Adipositas

Auch bekannt als Fettleibigkeit, ist eine Erkrankung, die durch übermäßige Körperfettansammlung gekennzeichnet ist und zu gesundheitlichen Problemen wie Typ-2-Diabetes, Herzerkrankungen und bestimmten Krebsarten führen kann.

Chronische Krankheiten

Lang anhaltende Krankheiten, die einen kontinuierlichen Verlauf haben und nicht vollständig geheilt werden können, aber durch eine Änderung des Lebensstils und Medikamente behandelt werden können, um das Fortschreiten zu verlangsamen und Komplikationen zu verhindern. Beispiele hierfür sind Diabetes, Herzkrankheiten und Arthritis.

Komplikationen

Unerwünschte gesundheitliche Probleme oder Ereignisse, die sich aus einer Krankheit, einem Zustand oder einer Behandlung ergeben. Im Zusammenhang mit hohem Cholesterinspiegel können Komplikationen Herzanfälle, Schlaganfälle oder andere schwerwiegende Gesundheitsprobleme sein.

Vorbeugende Gesundheitsmaßnahmen

Verteilung der vorbeugenden Maßnahmen für das Cholesterinmanagement.

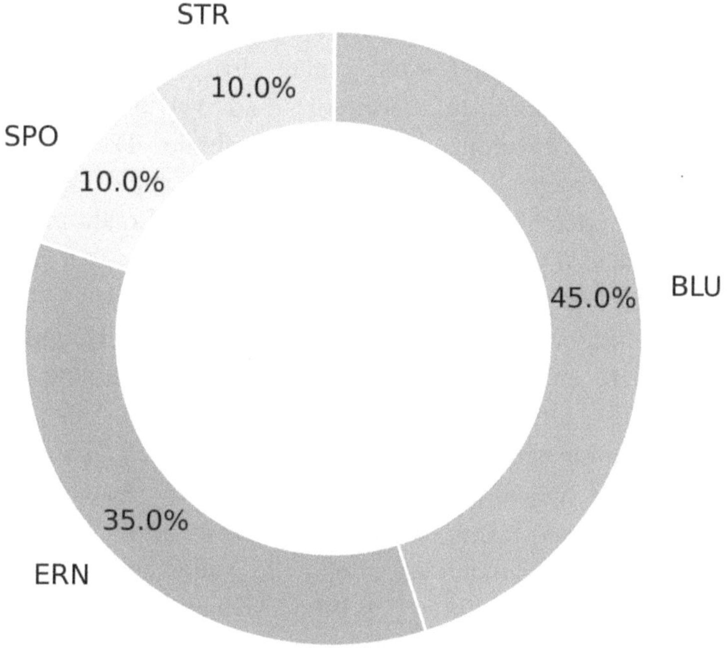

BLU: Regelmäßige Bluttests

ERN: Ernährungsumstellung

SPO: Regelmäßiger Sport

STR: Stressbewältigung

Regelmäßige Bluttests sind die häufigste vorbeugende Maßnahme, was die Bedeutung der Überwachung des Cholesterinspiegels unterstreicht. Ernährungsumstellungen sind ebenfalls ein wichtiger Faktor, der die Rolle der Ernährung bei der Kontrolle des Cholesterinspiegels hervorhebt. Weniger häufig, aber dennoch wichtig, tragen andere vorbeugende Maßnahmen wie Sport und Stressbewältigung zur allgemeinen Gesundheit bei und können sich indirekt auf den Cholesterinspiegel auswirken.

gesundheitskompetenz stärken

Gesundheitskompetenz bedeutet, Gesundheitsinformationen zu verstehen und für sich zu nutzen. Sie beeinflusst die Fähigkeit, Entscheidungen im Kontext von Gesundheit und Krankheit zu treffen und die eigene Gesundheit aktiv zu managen [s145]. Eine geringe Gesundheitskompetenz kann mit einem schlechteren Gesundheitszustand einhergehen [s145]. Um die eigene Gesundheitskompetenz zu erweitern, sind verständliche und leicht zugängliche Informationen wichtig. Grafische Darstellungen oder vereinfachte Sprache können das Verständnis komplexer medizinischer Sachverhalte erleichtern [s145]. Etwa kann eine Ernährungsumstellung durch bildliche Darstellungen von Portionsgrößen oder durch leicht verständliche Rezepte vereinfacht werden [s146]. Die aktive Auseinandersetzung mit Gesundheitsthemen, das Hinterfragen von Informationen und das Einholen von Zweitmeinungen stärken die Fähigkeit, informierte Entscheidungen zu treffen. Gesundheitskompetenz ermöglicht es, Kontrolle über die eigene Gesundheit zu gewinnen und aktiv zu einem gesunden Lebensstil beizutragen [s145]. Das kann sich positiv auf das individuelle Wohlbefinden und die allgemeine Lebensqualität auswirken [s146]. Durch die Stärkung der Gesundheitskompetenz können Menschen ihre Gesundheit selbstbestimmter gestalten und gesundheitsförderliche Maßnahmen effektiver umsetzen [s147]. Ein ganzheitlicher Ansatz, der über die reine Behandlung von Krankheiten hinausgeht, ist dabei entscheidend [s147]. Die Zusammenarbeit verschiedener Akteure im Gesundheitswesen, etwa von Ärzten, Krankenkassen und Patientenorganisationen, ist für die Förderung der Gesundheitskompetenz ebenfalls relevant [s147].

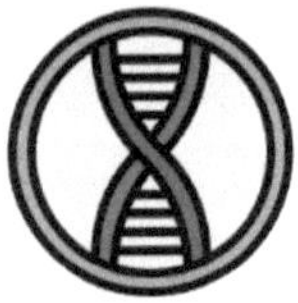

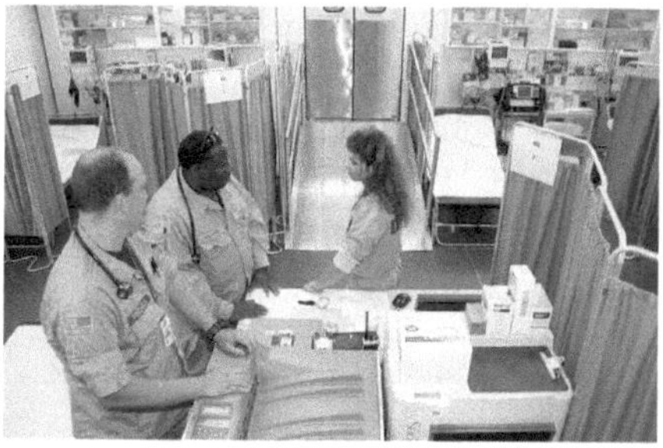

Gesundheitswesen [i56]

Wissenszuwachs in Bezug auf die natürliche Senkung des Cholesterinspiegels

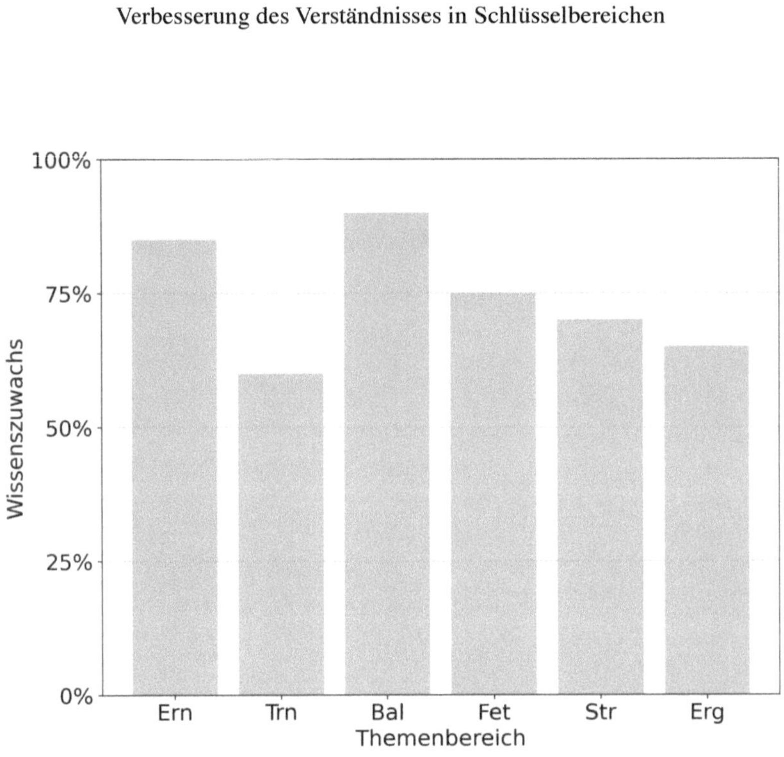

Bal: Rolle der Ballaststoffe

Ern: Ernährungseinflüsse

Str: Stressbewältigung

Erg: Ergänzungsmittel

Fet: Fettstoffwechsel

Trn: Trainingsvorteile

Die Teilnehmer zeigten einen signifikanten Wissenszuwachs in allen Bereichen des Cholesterinmanagements. Das Verständnis der Ernährungseinflüsse und der Rolle von Ballaststoffen zeigte die größten Verbesserungen, was darauf hindeutet, dass diese Themen stark anklangen. Während das Wissen über die Vorteile von Bewegung ebenfalls zunahm, war es weniger ausgeprägt, was auf einen möglichen Bereich für weitere Aufklärung in zukünftigen Interventionen hindeutet.

Konkrete Ratschläge

- Verknüpfen Sie Ihre Therapie mit einem persönlichen Projekt, zum Beispiel dem Erlernen eines Instruments oder einer neuen Sprache.
- Integrieren Sie Bewegung spielerisch in Ihren Alltag, indem Sie beispielsweise Treppen steigen, statt den Aufzug zu benutzen.
- Schaffen Sie sich ein motivierendes Umfeld, indem Sie inspirierende Bilder oder Zitate zum Thema Gesundheit aufhängen.
- Entwickeln Sie ein Morgenritual, das gesunde Gewohnheiten wie ein Glas Zitronenwasser und kurze Dehnübungen beinhaltet.
- Reflektieren Sie abends über Ihre Erfolge des Tages und notieren Sie drei Dinge, die Ihnen gut gelungen sind.
- Planen Sie Ihre Mahlzeiten für die kommende Woche im Voraus und bereiten Sie gesunde Snacks vor.
- Tauschen Sie Erfahrungen und Rezepte mit Gleichgesinnten aus, beispielsweise in Online-Foren oder Selbsthilfegruppen.
- Besuchen Sie Kochkurse, um neue, gesunde Rezepte kennenzulernen und Ihre Kochkünste zu erweitern.
- Nutzen Sie die Kraft der Visualisierung: Stellen Sie sich Ihren Behandlungserfolg bildlich vor und spüren Sie die positiven Gefühle, die damit verbunden sind.
- Belohnen Sie sich für erreichte Meilensteine mit nicht-essbaren Belohnungen, wie einem Kinobesuch oder einem neuen Buch.
- Finden Sie einen Mentor, der Sie auf Ihrem Weg zu einem gesunden Lebensstil unterstützt und motiviert.

Rückblick - 5. Langfristiger Behandlungserfolg

Ein langfristiger Behandlungserfolg bei erhöhten Cholesterinwerten basiert nicht auf kurzfristigen Diäten, sondern auf einer nachhaltigen Veränderung des Lebensstils. Der Weg zu einem gesunden Cholesterinspiegel ist ein Marathon, kein Sprint. Beginnen Sie daher mit realistischen, individuell angepassten Zielen. Überlegen Sie, welche Veränderungen Sie in Ihren Alltag integrieren können, ohne sich überfordert zu fühlen. Möchten Sie beispielsweise zweimal pro Woche Fisch essen, planen Sie die konkreten Einkaufstage und die Zubereitung im Voraus. Visualisieren Sie Ihren Erfolg und belohnen Sie sich für erreichte Etappenziele – jedoch nicht mit ungesunden Lebensmitteln. Ein unterstützendes Umfeld kann Ihnen helfen, motiviert zu bleiben. Beziehen Sie Ihre Familie in den Prozess mit ein und machen Sie gesunde Ernährung zu einem gemeinsamen Projekt.

Die Dokumentation Ihrer Fortschritte spielt eine entscheidende Rolle. Führen Sie ein Ernährungstagebuch und notieren Sie Ihre Cholesterinwerte in regelmäßigen Abständen. Beobachten Sie auch Veränderungen in Ihrem Körper, wie Gewichtsabnahme, verbesserte Ausdauer oder gesteigertes Wohlbefinden. Diese subjektiven Wahrnehmungen ergänzen die objektiven Messwerte und geben Ihnen ein umfassendes Bild Ihres Behandlungserfolgs. Analysieren Sie Ihre Aufzeichnungen, um Muster zu erkennen und Ihre Strategie gegebenenfalls anzupassen. Stellen Sie beispielsweise fest, dass Ihr Cholesterinspiegel nach stressigen Phasen ansteigt, sollten Sie Entspannungstechniken wie Meditation oder Yoga in Ihren Alltag integrieren.

Neben Ernährung und Bewegung ist die Minimierung weiterer Risikofaktoren entscheidend. Verzichten Sie auf Tabakkonsum, reduzieren Sie Alkohol und achten Sie auf ausreichend Schlaf. Nehmen Sie regelmäßig an Vorsorgeuntersuchungen teil, um potenzielle Gesundheitsprobleme frühzeitig zu erkennen. Die Stärkung Ihrer Gesundheitskompetenz ist ein weiterer wichtiger Baustein. Informieren Sie sich aktiv über cholesterinsenkende Maßnahmen und hinterfragen Sie Informationen kritisch. Scheuen Sie sich nicht, Zweitmeinungen einzuholen und Ihre Therapie mit Ihrem Arzt zu besprechen.

Herausforderungen und Rückschläge sind auf dem Weg zu einem gesunden Cholesterinspiegel unvermeidlich. Seien Sie geduldig mit sich selbst und akzeptieren Sie diese als Teil des Prozesses. Wichtig ist, nach einem Ausrutscher nicht aufzugeben, sondern schnellstmöglich zu Ihren gesunden Gewohnheiten zurückzukehren. Konzentrieren Sie sich auf Ihre Erfolge und bleiben Sie positiv. Ein langfristiger Behandlungserfolg ist ein kontinuierlicher Prozess, der Engagement und Ausdauer erfordert. Mit der richtigen Strategie und einer positiven Einstellung können Sie Ihre Cholesterinwerte natürlich senken und Ihre Gesundheit nachhaltig verbessern.

Kostenlose Zusatzangebote in Planung

Wir freuen uns, Ihnen künftig ergänzende kostenlose Materialien zu diesem Buch anbieten zu können:

- Ein exklusives Bonuskapitel mit zusätzlichen Inhalten
- Eine kompakte Zusammenfassung des gesamten Buches im PDF-Format
- Eine Hörspiel Version (In Planung)

Die Veröffentlichung dieser Materialien ist für 2025 geplant.
Besuchen Sie gerne schon heute unsere Website. Sobald unser Newsletter-Service startet (voraussichtlich 2025), können Sie sich dort für Updates registrieren und verpassen keine Neuigkeiten zu den kostenlosen Zusatzangeboten.

www.SaageBooks.com/de/cholesterin_senken-bonus-EC9USH

Liebe Leserinnen, liebe Leser,

Wir fühlen uns sehr geehrt, dass Sie sich die Zeit genommen haben, unser Buch von Anfang bis Ende zu lesen. Unser größter Wunsch ist es, Ihnen wertvolle Erkenntnisse und praktische Hilfestellungen mit auf den Weg zu geben. Ihr Vertrauen in unsere Arbeit bedeutet uns sehr viel. Wir hoffen, die Lektüre war für Sie bereichernd. Sollten Sie Fragen oder Anregungen haben, können Sie uns gerne über unsere Website kontaktieren.

Wenn Ihnen dieses Buch gefallen hat, würden wir uns sehr über eine ehrliche Rezension freuen. Sie können Ihre ehrliche Bewertung ganz einfach auf der Verkaufsplattform hinterlassen, über die Sie das Buch erworben haben.
Vielen Dank für Ihre Unterstützung!

Bendis Saage

Saage Media GmbH - Team

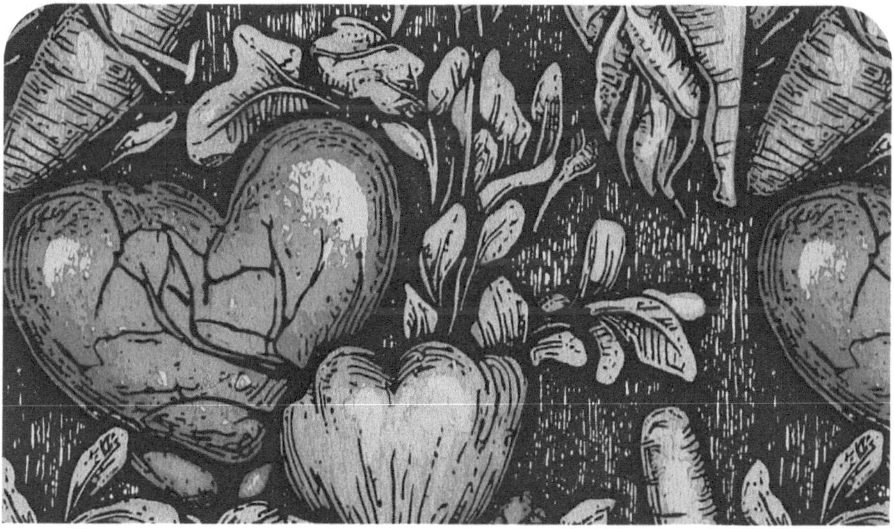

www.SaageBooks.com/de

Entdecken Sie mehr! Auf unserer Verlagswebsite erwartet Sie eine vielfältige Auswahl an weiteren Büchern. Neben kostenlosen Inhalten und exklusiven Bonusmaterialien finden Sie dort auch vertiefende Informationen zu unseren Werken. Stöbern Sie durch unser umfangreiches digitales Angebot und lassen Sie sich von zusätzlichen Leseerlebnissen inspirieren.

www.SaageBooks.com/de

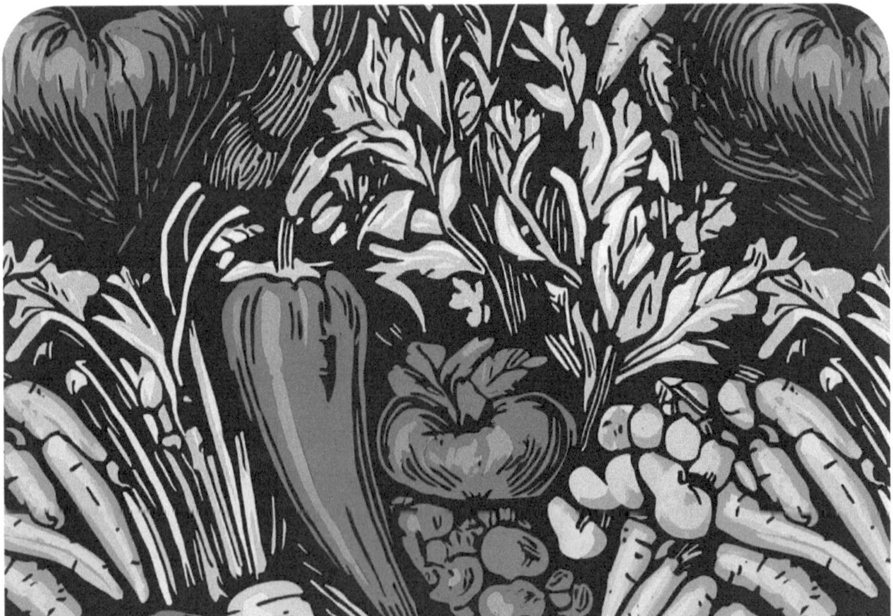

Quellen

Unser aufrichtiger Dank gilt allen Autoren der zitierten wissenschaftlichen und nicht-wissenschaftlichen Quellen, den Betreibern der referenzierten Internetseiten sowie den Urhebern der verwendeten Bilder, Grafiken und Studien, deren wertvolle Arbeiten zur Entstehung dieses Buches beigetragen haben.
Für weitere Informationen empfehlen wir Ihnen, die Quellen-Websites zu besuchen.
Sollten Sie Fehler bei der Zuordnung oder andere Unstimmigkeiten entdecken, kontaktieren Sie uns bitte.

Alle Quellen wurden zuletzt aufgerufen am: 2025-02-18

[s1] - https://pmc.ncbi.nlm.nih.gov/articles/PMC2992225/

Autor:	Sheri R Colberg, Ronald J Sigal, Bo Fernhall, Judith G Regensteiner, Bryan J Blissmer, Richard R Rubin, Lisa Chasan-Taber, Ann L Albright, Barry Braun	**Titel:**	Exercise and Type 2 Diabetes: The American College of Sports Medicine and the American Diabetes Association: joint position statement
von:	American College of Sports Medicine, American Diabetes Association, PubMed Central (PMC)	**DOI:**	10.2337/dc10-9990
Datum:	2010 Dec	**Webseite:**	PubMed Central (PMC)
Publisher:	Diabetes Care		

[s2] - https://pmc.ncbi.nlm.nih.gov/articles/PMC8914096/

Autor:	Danielle Belardo, Erin D Michos, Ron Blankstein, Roger S Blumenthal, Keith C Ferdinand, Kevin Hall, Kevin Klatt, Pradeep Natajaran, Robert J Ostfeld, Koushik Reddy, Renee Rodriguez, Urshila Sriram, Deirdre K Tobias, Martha Gulati	**Titel:**	Practical, Evidence-Based Approaches to Nutritional Modifications to Reduce Atherosclerotic Cardiovascular Disease: An American Society For Preventive Cardiology Clinical Practice Statement
von:	American Society For Preventive Cardiology	**DOI:**	10.1016/j.ajpc.2022.100323
Datum:	2022 Mar 2	**Webseite:**	PubMed Central (PMC)

[s3] - https://www.ncbi.nlm.nih.gov/books/NBK459248/

Autor:	Supreeya Swarup; Intisar Ahmed; Yulia Grigorova; Roman Zeltser	**Titel:**	Metabolic Syndrome
von:	StatPearls Publishing	**Datum:**	2024/03/07
Webseite:	NCBI Bookshelf	**Publisher:**	StatPearls Publishing

[s4] - https://pmc.ncbi.nlm.nih.gov/articles/PMC8315386/

Autor:	Harold E Bays, Pam R Taub, Elizabeth Epstein, Erin D Michos, Richard A Ferraro, Alison L Bailey, Heval M Kelli, Keith C Ferdinand, Melvin R Echols, Howard Weintraub, John Bostrom, Heather M Johnson, Kara K Hoppe, Michael D Shapiro, Charles A German, Salim S Virani, Aliza Hussain, Christie M Ballantyne, Ali M Agha, Peter P Toth	**Titel:**	Ten things to know about ten cardiovascular disease risk factors
DOI:	10.1016/j.ajpc.2021.100149	**Datum:**	2021 Jan 23
Webseite:	PubMed Central (PMC)		

[s5] - https://pmc.ncbi.nlm.nih.gov/articles/PMC8493650/

Autor:	Tiffany M Powell-Wiley, Chair Paul Poirier, Vice Chair Lora E Burke, Jean-Pierre Després, Penny Gordon-Larsen, Carl J Lavie, Scott A Lear, Chiadi E Ndumele, Ian J Neeland, Prashanthan Sanders, Marie-Pierre St-Onge	**Titel:**	Obesity and Cardiovascular Disease: A Scientific Statement From the American Heart Association
DOI:	10.1161/CIR.0000000000000973	**Datum:**	2021 Apr 22
Webseite:	PubMed Central (PMC)	**Publisher:**	Circulation

[s6] - https://pmc.ncbi.nlm.nih.gov/articles/PMC8450866/

Autor:	Xihua Lin, Hong Li	**Titel:**	Obesity: Epidemiology, Pathophysiology, and Therapeutics
von:	Department of Endocrinology, Sir Run Run Shaw Hospital, School of Medicine, Zhejiang University, Hangzhou, China	**DOI:**	10.3389/fendo.2021.706978
Datum:	2021 Sep 6	**Webseite:**	PubMed Central (PMC)
Publisher:	Frontiers in Endocrinology		

[s7] - https://pmc.ncbi.nlm.nih.gov/articles/PMC10887832/

Autor:	Noha M Almoraie, Israa M Shatwan	**Titel:**	The Potential Effects of Dietary Antioxidants in Obesity: A Comprehensive Review of the Literature
von:	King Abdulaziz University	**DOI:**	10.3390/healthcare12040416
Datum:	2024 Feb 6	**Webseite:**	PubMed Central (PMC)
Publisher:	Healthcare		

[s8] - https://pmc.ncbi.nlm.nih.gov/articles/PMC4166864/

Autor:	Yanling Wu, Yanping Ding, Yoshimasa Tanaka, Wen Zhang	**Titel:**	Risk Factors Contributing to Type 2 Diabetes and Recent Advances in the Treatment and Prevention
DOI:	10.7150/ijms.10001	**Datum:**	2014 Sep 6
Webseite:	PubMed Central (PMC)	**Publisher:**	International Journal of Medical Sciences

[s9] - https://pmc.ncbi.nlm.nih.gov/articles/PMC9505863/

Autor:	Vicente Javier Clemente-Suárez, Juan Mielgo-Ayuso, Alexandra Martín-Rodríguez, Domingo Jesús Ramos-Campo, Laura Redondo-Flórez, Jose Francisco Tornero-Aguilera	**Titel:**	The Burden of Carbohydrates in Health and Disease
DOI:	10.3390/nu14183809	**Datum:**	2022 Sep 15
Webseite:	PubMed Central (PMC)	**Publisher:**	Nutrients

[s10] - https://pmc.ncbi.nlm.nih.gov/articles/PMC7589116/

Autor:	Thomas M Barber, Stefan Kabisch, Andreas F H Pfeiffer, Martin O Weickert	**Titel:**	The Health Benefits of Dietary Fibre
DOI:	10.3390/nu12103209	**Datum:**	2020 Oct 21
Webseite:	PubMed Central (PMC)	**Publisher:**	Nutrients

[s11] - https://www.nlm.nih.gov/medlineplus/heartdiseasesprevention.html

Titel:	How to Prevent Heart Disease	**von:**	National Library of Medicine
Datum:	2002-03-27	**Webseite:**	MedlinePlus
Publisher:	National Library of Medicine		

[s12] - https://www.niddk.nih.gov/health-information/kidney-disease/chronic-kidney-disease-ckd/prevention

Titel:	Preventing Chronic Kidney Disease - NIDDK	**von:**	National Institute of Diabetes and Digestive and Kidney Diseases (NIDDK)
Datum:	2024-12-13	**Webseite:**	NIDDK
Publisher:	NIDDK - National Institute of Diabetes and Digestive and Kidney Diseases		

[s13] - https://www.nhlbi.nih.gov/education/TLC-Therapeutic-Lifestyle-Changes-Lower-Cholesterol

Titel:	Therapeutic Lifestyle Changes (TLC) To Lower Cholesterol	**von:**	NHLBI, NIH
Webseite:	NHLBI, NIH		

[s14] - https://pmc.ncbi.nlm.nih.gov/articles/PMC9459802/

Autor:	Yingling Zhang, Simin Chen, Man Yuan, Yu Xu, Hongxi Xu	**Titel:**	Gout and Diet: A Comprehensive Review of Mechanisms and Management
DOI:	10.3390/nu14173525	**Datum:**	2022 Aug 26
Webseite:	PubMed Central (PMC)	**Publisher:**	Nutrients

[s15] - https://pmc.ncbi.nlm.nih.gov/articles/PMC9482082/

Autor:	Michael E Makover, Michael D Shapiro, Peter P Toth	**Titel:**	There is urgent need to treat atherosclerotic cardiovascular disease risk earlier, more intensively, and with greater precision: A review of current practice and recommendations for improved effectiveness
DOI:	10.1016/j.ajpc.2022.100371	**Datum:**	2022 Aug 6
Webseite:	PubMed Central (PMC)		

[s16] - https://pmc.ncbi.nlm.nih.gov/articles/PMC6143773/

Autor:	Makoto Kinoshita, Koutaro Yokote, Hidenori Arai, Mami Iida, Yasushi Ishigaki, Shun Ishibashi, Seiji Umemoto, Genshi Egusa, Hirotoshi Ohmura, Tomonori Okamura, Shinji Kihara, Shinji Koba, Isao Saito, Tetsuo Shoji, Hiroyuki Daida, Kazuhisa Tsukamoto, Juno Deguchi, Seitaro Dohi, Kazushige Dobashi, Hirotoshi Hamaguchi, Masumi Hara, Takafumi Hiro, Sadatoshi Biro, Yoshio Fujioka, Chizuko Maruyama, Yoshihiro Miyamoto, Yoshitaka Murakami, Masayuki Yokode, Hiroshi Yoshida, Hiromi Rakugi, Akihiko Wakatsuki, Shizuya Yamashita, Committee for Epidemiology and Clinical Management of Atherosclerosis	**Titel:**	Japan Atherosclerosis Society (JAS) Guidelines for Prevention of Atherosclerotic Cardiovascular Diseases 2017
von:	Japan Atherosclerosis Society	**DOI:**	10.5551/jat.GL2017
Datum:	2018 Sep 1	**Webseite:**	PubMed Central (PMC)

[s17] - https://pmc.ncbi.nlm.nih.gov/articles/PMC8954705/

Autor:	Shifa Jebari-Benslaiman, Unai Galicia-García, Asier Larrea-Sebal, Javier Rekondo Olaetxea, Iraide Alloza, Koen Vandenbroeck, Asier Benito-Vicente, César Martín	**Titel:**	Pathophysiology of Atherosclerosis
DOI:	10.3390/ijms23063346	**Datum:**	2022 Mar 20
Webseite:	PubMed Central (PMC)	**Publisher:**	International Journal of Molecular Sciences

[s18] - https://pmc.ncbi.nlm.nih.gov/articles/PMC5953551/

Autor:	John R Petrie, Tomasz J Guzik, Rhian M Touyz	**Titel:**	Diabetes, Hypertension, and Cardiovascular Disease: Clinical Insights and Vascular Mechanisms
von:	University of Glasgow	**DOI:**	10.1016/j.cjca.2017.12.005
Datum:	2018 May	**Webseite:**	PubMed Central (PMC)
Publisher:	The Canadian Journal of Cardiology		

[s19] - https://pmc.ncbi.nlm.nih.gov/articles/PMC8493650/

Autor:	Tiffany M Powell-Wiley, Chair Paul Poirier, Vice Chair Lora E Burke, Jean-Pierre Després, Penny Gordon-Larsen, Carl J Lavie, Scott A Lear, Chiadi E Ndumele, Ian J Neeland, Prashanthan Sanders, Marie-Pierre St-Onge	**Titel:**	Obesity and Cardiovascular Disease: A Scientific Statement From the American Heart Association
DOI:	10.1161/CIR.0000000000000973	**Datum:**	2021 Apr 22
Webseite:	PubMed Central (PMC)	**Publisher:**	Circulation

[s20] - https://pmc.ncbi.nlm.nih.gov/articles/PMC8943256/

Autor:	Nathan D Wong, Matthew J Budoff, Keith Ferdinand, Ian M Graham, Erin D Michos, Tina Reddy, Michael D Shapiro, Peter P Toth	**Titel:**	Atherosclerotic cardiovascular disease risk assessment: An American Society for Preventive Cardiology clinical practice statement
DOI:	10.1016/j.ajpc.2022.100335	**Datum:**	2022 Mar 15
Webseite:	PubMed Central (PMC)	**Publisher:**	American Journal of Preventive Cardiology

[s21] - https://pmc.ncbi.nlm.nih.gov/articles/PMC2568977/

Autor:	Neil Schneiderman, Gail Ironson, Scott D Siegel	**Titel:**	STRESS AND HEALTH: Psychological, Behavioral, and Biological Determinants
von:	University of Miami	**DOI:**	10.1146/annurev.clinpsy.1.102803.144141
Datum:	2005	**Webseite:**	PubMed Central (PMC)
Publisher:	Annual review of clinical psychology		

[s22] - https://pmc.ncbi.nlm.nih.gov/articles/PMC4241367/

Autor:	Frank W Booth, Christian K Roberts, Matthew J Laye	**Titel:**	Lack of exercise is a major cause of chronic diseases
von:	University of Missouri, University of California, Rigshospitalet	**DOI:**	10.1002/cphy.c110025
Datum:	2012 Apr	**Webseite:**	PubMed Central (PMC)
Publisher:	Comprehensive Physiology		

[s23] - https://pmc.ncbi.nlm.nih.gov/articles/PMC2992225/

Autor:	Sheri R Colberg, Ronald J Sigal, Bo Fernhall, Judith G Regensteiner, Bryan J Blissmer, Richard R Rubin, Lisa Chasan-Taber, Ann L Albright, Barry Braun	**Titel:**	Exercise and Type 2 Diabetes: The American College of Sports Medicine and the American Diabetes Association: joint position statement
DOI:	10.2337/dc10-9990	**Datum:**	2010 Dec
Webseite:	PubMed Central (PMC)	**Publisher:**	Diabetes Care

[s24] - https://www.ncbi.nlm.nih.gov/books/NBK279318/

Titel:	Overview: High cholesterol	**von:**	Institute for Quality and Efficiency in Health Care (IQWiG)
Datum:	2022/02/07	**Webseite:**	NCBI Bookshelf
Publisher:	National Center for Biotechnology Information, U.S. National Library of Medicine		

[s25] - https://www.nih.gov/news-events/news-releases/womens-cholesterol-levels-vary-phase-menstrual-cycle

Titel:	Women's cholesterol levels vary with phase of menstrual cycle	**von:**	National Institutes of Health (NIH)
Datum:	2015-08-26T10:54:44-04:00	**Webseite:**	National Institutes of Health (NIH)
Publisher:	National Institutes of Health		

[s26] - https://www.ncbi.nlm.nih.gov/books/NBK559182/

Autor:	Marcus F. Hill, Bruno Bordoni	**Titel:**	Hyperlipidemia
von:	StatPearls Publishing	**Datum:**	2023/08/08
Webseite:	NCBI Bookshelf	**Publisher:**	StatPearls Publishing

[s27] - https://www.nhlbi.nih.gov/health/blood-cholesterol/diagnosis

Titel:	Blood Cholesterol - Diagnosis	**von:**	NHLBI, NIH
Webseite:	nhlbi.nih.gov	**Publisher:**	National Heart, Lung, and Blood Institute (NHLBI), National Institutes of Health (NIH)

[s28] - https://www.ncbi.nlm.nih.gov/books/NBK351/

Autor:	Rafael A. Cox, Mario R. García-Palmieri	**Titel:**	Cholesterol, Triglycerides, and Associated Lipoproteins
von:	NCBI Bookshelf	**Datum:**	1990
Webseite:	NCBI Bookshelf	**Publisher:**	Butterworths

[s29] - https://pmc.ncbi.nlm.nih.gov/articles/PMC5518461/

Autor:	Petteri Rinne, Martina Rami, Salla Nuutinen, Donato Santovito, Emiel PC van der Vorst, Raquel Guillamat-Prats, Leo-Pekka Lyytikäinen, Emma Raitoharju, Niku Oksala, Larisa Ring, Minying Cai, Victor J Hruby, Terho Lehtimäki, Christian Weber, Sabine Steffens	**Titel:**	Melanocortin 1 Receptor Signaling Regulates Cholesterol Transport in Macrophages
DOI:	10.1161/CIRCULATIONAHA.116.025889	**Datum:**	2017 Apr 27
Webseite:	PubMed Central (PMC)	**Publisher:**	Circulation

[s30] - https://pmc.ncbi.nlm.nih.gov/articles/PMC4578165/

Autor:	Eunjung Lim, Jill Miyamura, John J Chen	**Titel:**	Racial/Ethnic-Specific Reference Intervals for Common Laboratory Tests: A Comparison among Asians, Blacks, Hispanics, and White
von:	University of Hawai'i, Honolulu, HI; Hawai'i Health Information Corporation, Honolulu, HI	**Datum:**	2015 Sep
Webseite:	PubMed Central (PMC)	**Publisher:**	Hawai'i Journal of Medicine & Public Health

[s31] - https://pmc.ncbi.nlm.nih.gov/articles/PMC1069067/

Autor:	Michael T Sheehan	**Titel:**	Polycystic Ovarian Syndrome: Diagnosis and Management
von:	Department of Endocrinology, Marshfield Clinic-Wausau Center, Wausau, Wisconsin	**DOI:**	10.3121/cmr.2.1.13
Datum:	2004 Feb	**Webseite:**	PubMed Central (PMC)
Publisher:	Clinical Medicine and Research		

[s32] - https://www.nhlbi.nih.gov/education/TLC-Therapeutic-Lifestyle-Changes-Lower-Cholesterol

Titel:	Therapeutic Lifestyle Changes (TLC) To Lower Cholesterol	**von:**	NHLBI, NIH
Webseite:	NHLBI, NIH		

[s33] - https://pmc.ncbi.nlm.nih.gov/articles/PMC5871262/

Autor:	Laura M Koppen, Andrea Whitaker, Audrey Rosene, Robert D Beckett	**Titel:**	Efficacy of Berberine Alone and in Combination for the Treatment of Hyperlipidemia: A Systematic Review
DOI:	10.1177/2156587216687695	**Datum:**	2017 Jan 16
Webseite:	PubMed Central (PMC)	**Publisher:**	Journal of Evidence-based Complementary & Alternative Medicine

[s34] - https://www.nccih.nih.gov/health/providers/digest/high-cholesterol-and-natural-products-science

Titel:	High Cholesterol and Natural Products: What the Science Says	**von:**	NCCIH (National Center for Complementary and Integrative Health)
Webseite:	nccih.nih.gov	**Publisher:**	NIH (National Institutes of Health)

[s35] - https://pmc.ncbi.nlm.nih.gov/articles/PMC7912826/

Autor:	Alexandra Alcorta, Adrià Porta, Amparo Tárrega, María Dolores Alvarez, M Pilar Vaquero	**Titel:**	Foods for Plant-Based Diets: Challenges and Innovations
von:	National Center for Biotechnology Information (NCBI)	**DOI:**	10.3390/foods10020293
Datum:	2021 Feb 1	**Webseite:**	PubMed Central (PMC)
Publisher:	MDPI		

[s36] - https://pmc.ncbi.nlm.nih.gov/articles/PMC7551487/

Autor:	Elke A Trautwein, Sue McKay	**Titel:**	The Role of Specific Components of a Plant-Based Diet in Management of Dyslipidemia and the Impact on Cardiovascular Risk
von:	Trautwein Consulting, Upfield Research & Development	**DOI:**	10.3390/nu12092671
Datum:	2020 Sep 1	**Webseite:**	PubMed Central (PMC)
Publisher:	Nutrients		

[s37] - https://www.nhlbi.nih.gov/files/docs/public/heart/chol_tlc.pdf

Titel:	Your Guide To Lowering Your Cholesterol With TLC	**von:**	National Heart, Lung, and Blood Institute
Datum:	December 2005	**Webseite:**	nhlbi.nih.gov
Publisher:	National Institutes of Health		

[s38] - https://www.nhlbi.nih.gov/health/heart-healthy-living/healthy-foods

Titel:	Choose Heart-Healthy Foods	**von:**	NHLBI, NIH
Webseite:	NHLBI, NIH	**Publisher:**	National Heart, Lung, and Blood Institute (NHLBI)

[s39] - https://www.nhlbi.nih.gov/education/TLC-Therapeutic-Lifestyle-Changes-Lower-Cholesterol

Titel:	Therapeutic Lifestyle Changes (TLC) To Lower Cholesterol	**von:**	NHLBI, NIH
Webseite:	NHLBI, NIH		

[s40] - https://pmc.ncbi.nlm.nih.gov/articles/PMC6566984/

Autor:	Ghada A Soliman	**Titel:**	Dietary Fiber, Atherosclerosis, and Cardiovascular Disease
DOI:	10.3390/nu11051155	**Datum:**	2019 May 23
Webseite:	PubMed Central (PMC)	**Publisher:**	Nutrients

[s41] - https://pmc.ncbi.nlm.nih.gov/articles/PMC1312230/

Autor:	Robert L Rosenthal	**Titel:**	Effectiveness of altering serum cholesterol levels without drugs
von:	Baylor University Medical Center	**DOI:**	10.1080/08998280.2000.11927704
Datum:	2000 Oct	**Webseite:**	PubMed Central (PMC)
Publisher:	Proceedings (Baylor University. Medical Center)		

[s42] - https://www.nhlbi.nih.gov/files/docs/public/heart/chol_tlc.pdf

Titel:	Your Guide to Lowering Your Cholesterol With TLC	**von:**	National Heart, Lung, and Blood Institute
Datum:	December 2005	**Webseite:**	nhlbi.nih.gov
Publisher:	National Institutes of Health		

[s43] - https://www.nhlbi.nih.gov/education/TLC-Therapeutic-Lifestyle-Changes-Lower-Cholesterol

Titel:	Therapeutic Lifestyle Changes (TLC) To Lower Cholesterol	**von:**	National Heart, Lung, and Blood Institute (NHLBI), NIH
Webseite:	NHLBI, NIH	**Publisher:**	NHLBI, NIH

[s44] - https://pmc.ncbi.nlm.nih.gov/articles/PMC7551487/

Autor:	Elke A Trautwein, Sue McKay	**Titel:**	The Role of Specific Components of a Plant-Based Diet in Management of Dyslipidemia and the Impact on Cardiovascular Risk
von:	Trautwein Consulting, Upfield Research & Development	**DOI:**	10.3390/nu12092671
Datum:	2020 Sep 1	**Webseite:**	PubMed Central (PMC)
Publisher:	Nutrients		

[s45] -
https://www.nia.nih.gov/health/healthy-eating-nutrition-and-diet/healthy-eating-you-age-know-your-food-groups

Titel:	Healthy Eating As You Age: Know Your Food Groups	**von:**	National Institute on Aging (NIA)
Webseite:	National Institute on Aging	**Publisher:**	National Institute of Health (NIH)

[s46] - https://pmc.ncbi.nlm.nih.gov/articles/PMC7071223/

Autor:	Hellas Cena, Philip C Calder	**Titel:**	Defining a Healthy Diet: Evidence for the Role of Contemporary Dietary Patterns in Health and Disease
von:	University of Pavia; University of Southampton	**DOI:**	10.3390/nu12020334
Datum:	2020 Jan 27	**Webseite:**	PubMed Central (PMC)
Publisher:	Nutrients		

[s47] - https://pmc.ncbi.nlm.nih.gov/articles/PMC3662288/

Autor:	Philip J Tuso, Mohamed H Ismail, Benjamin P Ha, Carole Bartolotto	**Titel:**	Nutritional Update for Physicians: Plant-Based Diets
von:	Southern California Permanente Medical Group	**DOI:**	10.7812/TPP/12-085
Datum:	2013 Spring	**Webseite:**	PubMed Central (PMC)
Publisher:	The Permanente Journal		

[s48] - https://pmc.ncbi.nlm.nih.gov/articles/PMC6963723/
Autor: Miguel Peris, Susana Rubio-Arraez, María Luisa Castelló, María Dolores Ortolá
Titel: From the Laboratory to the Kitchen: New Alternatives to Healthier Bakery Products
von: Universitat Politècnica de València
DOI: 10.3390/foods8120660
Datum: 2019 Dec 9
Webseite: PubMed Central (PMC)
Publisher: MDPI

[s49] - https://www.nhlbi.nih.gov/files/docs/public/heart/chol_tlc.pdf
Titel: Your Guide to Lowering Your Cholesterol With TLC
von: National Heart, Lung, and Blood Institute
Datum: December 2005
Webseite: nhlbi.nih.gov
Publisher: National Institutes of Health

[s50] - https://pmc.ncbi.nlm.nih.gov/articles/PMC7071223/
Autor: Hellas Cena, Philip C Calder
Titel: Defining a Healthy Diet: Evidence for the Role of Contemporary Dietary Patterns in Health and Disease
DOI: 10.3390/nu12020334
Datum: 2020 Jan 27
Webseite: PubMed Central (PMC)
Publisher: Nutrients

[s51] - https://www.niddk.nih.gov/health-information/weight-management/take-charge-health-guide-teenagers
Titel: Take Charge of Your Health: A Guide for Teenagers - NIDDK
von: National Institute of Diabetes and Digestive and Kidney Diseases (NIDDK)
Datum: 2024-12-13
Webseite: NIDDK
Publisher: NIDDK - National Institute of Diabetes and Digestive and Kidney Diseases

---

[s52] - https://www.nhlbi.nih.gov/files/docs/public/heart/chol_tlc.pdf
Titel: YOUR GUIDE TO Lowering Your Cholesterol With TLC
von: U.S. DEPARTMENT OF HEALTH AND HUMAN SERVICES National Institutes of Health National Heart, Lung, and Blood Institute
Datum: December 2005
Webseite: National Heart, Lung, and Blood Institute (NHLBI)
Publisher: National Institutes of Health

[s53] -
https://www.nhlbi.nih.gov/sites/default/files/publications/Your_Guide_to_Lowering_Your_Cholesterol_with_TLC.pdf
Titel: Your Guide to Lowering Your Cholesterol with TLC
von: National Heart, Lung, and Blood Institute (NHLBI)
Datum: February 2024
Webseite: nhlbi.nih.gov
Publisher: NIH

[s54] - https://pmc.ncbi.nlm.nih.gov/articles/PMC8017325/
Autor: Ju Young Kim
Titel: Optimal Diet Strategies for Weight Loss and Weight Loss Maintenance
von: Seoul National University Bundang Hospital
DOI: 10.7570/jomes20065
Datum: 2020 Oct 27
Webseite: PubMed Central (PMC)
Publisher: Journal of Obesity & Metabolic Syndrome

[s55] - https://www.nhlbi.nih.gov/education/TLC-Therapeutic-Lifestyle-Changes-Lower-Cholesterol

Titel: Therapeutic Lifestyle Changes (TLC) To Lower Cholesterol
von: National Heart, Lung, and Blood Institute (NHLBI), NIH
Webseite: NHLBI, NIH

[s56] - https://www.ncbi.nlm.nih.gov/books/NBK482514/

Autor: Hima J. Challa, Muhammad Atif Ameer, Kalyan R. Uppaluri
Titel: DASH Diet To Stop Hypertension
von: StatPearls Publishing
Datum: 2023/01/23
Webseite: NCBI Bookshelf
Publisher: StatPearls Publishing

[s57] - https://pmc.ncbi.nlm.nih.gov/articles/PMC3816916/

Autor: Alison B Evert, Jackie L Boucher, Marjorie Cypress, Stephanie A Dunbar, Marion J Franz, Elizabeth J Mayer-Davis, Joshua J Neumiller, Robin Nwankwo, Cassandra L Verdi, Patti Urbanski, William S Yancy, Jr
Titel: Nutrition Therapy Recommendations for the Management of Adults With Diabetes
DOI: 10.2337/dc13-2042
Datum: 2013 Oct 15
Webseite: PubMed Central (PMC)
Publisher: Diabetes Care

[s58] - https://pmc.ncbi.nlm.nih.gov/articles/PMC7011201/

Autor: Alison B Evert, Michelle Dennison, Christopher D Gardner, W Timothy Garvey, Ka Hei Karen Lau, Janice MacLeod, Joanna Mitri, Raquel F Pereira, Kelly Rawlings, Shamera Robinson, Laura Saslow, Sacha Uelmen, Patricia B Urbanski, William S Yancy, Jr
Titel: Nutrition Therapy for Adults With Diabetes or Prediabetes: A Consensus Report
DOI: 10.2337/dci19-0014
Datum: 2019 Apr 15
Webseite: PubMed Central (PMC)
Publisher: Diabetes Care

[s59] - https://pmc.ncbi.nlm.nih.gov/articles/PMC8532518/

Autor: Marie-Pierre St-Onge, Jamy Ard, Monica L Baskin, Stephanie E Chiuve, Heather M Johnson, Penny Kris-Etherton, Krista Varady
Titel: Meal Timing and Frequency: Implications for Cardiovascular Disease Prevention: A Scientific Statement From the American Heart Association
DOI: 10.1161/CIR.0000000000000476
Datum: 2017 Jan 30
Webseite: PubMed Central (PMC)
Publisher: American Heart Association

[s60] - https://pmc.ncbi.nlm.nih.gov/articles/PMC5288891/

Autor: Pauline Ducrot, Caroline Méjean, Vani Aroumougame, Gladys Ibanez, Benjamin Allès, Emmanuelle Kesse-Guyot, Serge Hercberg, Sandrine Pé neau
Titel: Meal planning is associated with food variety, diet quality and body weight status in a large sample of French adults
DOI: 10.1186/s12966-017-0461-7
Datum: 2017 Feb 2
Webseite: PubMed Central (PMC)

[s61] -
https://www.nia.nih.gov/health/healthy-eating-nutrition-and-diet/healthy-meal-planning-tips-older-adults

Titel: Healthy Meal Planning: Tips for Older Adults
von: National Institute on Aging (NIA)
Webseite: National Institute on Aging

[s62] - https://pmc.ncbi.nlm.nih.gov/articles/PMC10297414/

Autor:	Blake L Jones, Adam L Orton, Spencer W Tindall, Joshua T Christensen, Osayamen Enosakhare, Keeley A Russell, Anne-Marie Robins, Ana Larriviere-McCarl, Joseph Sandres, Braden Cox, Connor Thomas, Christina Reynolds	**Titel:**	Barriers to Healthy Family Dinners and Preventing Child Obesity: Focus Group Discussions with Parents of 5-to-8-Year-Old Children
von:	Department of Psychology, Brigham Young University, Provo, UT 84602, USA	**DOI:**	10.3390/children10060952
Datum:	2023 May 27	**Webseite:**	PubMed Central (PMC)
Publisher:	Children		

[s63] - https://pmc.ncbi.nlm.nih.gov/articles/PMC5225036/

Autor:	Melissa L Horning, Jayne A Fulkerson, Sarah E Friend, Mary Story	**Titel:**	Reasons parents buy prepackaged, processed meals: It is more complicated than "I don't have time"
von:	University of Minnesota; Duke University	**DOI:**	10.1016/j.jneb.2016.08.012
Datum:	2016 Oct 12	**Webseite:**	PubMed Central (PMC)
Publisher:	Journal of nutrition education and behavior		

[s64] - https://www.nhlbi.nih.gov/sites/default/files/publications/WeekOnDASH.pdf

Titel:	A Week With the DASH Eating Plan	**von:**	National Heart, Lung, and Blood Institute (NHLBI)
Webseite:	NHLBI	**Publisher:**	NHLBI

[s65] - https://www.nccih.nih.gov/health/providers/digest/high-cholesterol-and-natural-products-science

Titel:	High Cholesterol and Natural Products: What the Science Says	**von:**	NCCIH (National Center for Complementary and Integrative Health)
Webseite:	NCCIH		

[s66] - https://www.nccih.nih.gov/health/garlic

Titel:	Garlic: Usefulness and Safety	**von:**	National Center for Complementary and Integrative Health (NCCIH)
Webseite:	NCCIH		

[s67] - https://www.ncbi.nlm.nih.gov/books/NBK92775/

Autor:	Ann M. Bode, Zigang Dong	**Titel:**	The Amazing and Mighty Ginger
von:	National Center for Biotechnology Information (NCBI)	**Datum:**	2011
Webseite:	NCBI Bookshelf	**Publisher:**	CRC Press/Taylor & Francis

[s68] - https://pmc.ncbi.nlm.nih.gov/articles/PMC4593660/

Autor:	Hojjat Rouhi-Boroujeni, Hamid Rouhi-Boroujeni, Esfandiar Heidarian, Fereshteh Mohammadizadeh, Mahmoud Rafieian-Kopaei	**Titel:**	Herbs with anti-lipid effects and their interactions with statins as a chemical anti- hyperlipidemia group drugs: A systematic review
von:	Shahrekord University of Medical Sciences, Isfahan University of Medical Sciences	**Datum:**	2015 Jul
Webseite:	PubMed Central (PMC)	**Publisher:**	ARYA Atherosclerosis

[s69] - https://pmc.ncbi.nlm.nih.gov/articles/PMC3083808/
Autor: Hannah R Vasanthi, RP Parameswari **Titel:** Indian Spices for Healthy Heart - An Overview
von: Sri Ramachandra University, Chennai, India **DOI:** 10.2174/157340310793566172
Datum: 2010 Nov **Webseite:** PubMed Central (PMC)
Publisher: Current Cardiology Reviews

[s70] - https://pubmed.ncbi.nlm.nih.gov/17022438/
Autor: Tapsell LC; Hemphill I; Cobiac L; Patch CS; Sullivan DR; Fenech M; Roodenrys S; Keogh JB; Clifton PM; Williams PG; Fazio VA; Inge KE. **Titel:** Health benefits of herbs and spices: the past, the present, the future
DOI: 10.5694/j.1326-5377.2006.tb00548.x **Datum:** 08/21/2006
Webseite: PubMed **Publisher:** Med J Aust

[s71] - https://www.ncbi.nlm.nih.gov/books/NBK92752/
Autor: Sahdeo Prasad, Bharat B. Aggarwal **Titel:** Turmeric, the Golden Spice
von: National Center for Biotechnology Information (NCBI) **Datum:** 2011
Webseite: NCBI Bookshelf **Publisher:** CRC Press/Taylor & Francis

[s72] - https://pmc.ncbi.nlm.nih.gov/articles/PMC7767362/
Autor: Shokoh Parham, Anousheh Zargar Kharazi, Hamid Reza Bakhsheshi-Rad, Hadi Nur, Ahmad Fauzi Ismail, Safian Sharif, Seeram RamaKrishna, Filippo Berto **Titel:** Antioxidant, Antimicrobial and Antiviral Properties of Herbal Materials
von: Isfahan University of Medical Sciences; Islamic Azad University; Universiti Teknologi Malaysia; National University of Singapore; Norwegian University of Science and Technology **DOI:** 10.3390/antiox9121309
Datum: 2020 Dec 21 **Webseite:** PubMed Central (PMC)
Publisher: MDPI

[s73] - https://pmc.ncbi.nlm.nih.gov/articles/PMC2275761/
Autor: Manisha Modak, Priyanjali Dixit, Jayant Londhe, Saroj Ghaskadbi, Thomas Paul A Devasagayam **Titel:** Indian Herbs and Herbal Drugs Used for the Treatment of Diabetes
von: University of Pune; Bhabha Atomic Research Centre **DOI:** 10.3164/jcbn.40.163
Datum: 2007 Apr 25 **Webseite:** PubMed Central (PMC)
Publisher: Journal of Clinical Biochemistry and Nutrition

[s74] - https://www.nia.nih.gov/health/exercise-and-physical-activity/four-types-exercise-can-improve-your-health-and-physical
Titel: Three Types of Exercise Can Improve Your Health and Physical Ability **von:** National Institute on Aging (NIA)
Webseite: National Institute on Aging

[s75] - https://pmc.ncbi.nlm.nih.gov/articles/PMC3906547/

Autor:	Steven Mann, Christopher Beedie, Alfonso Jimenez	**Titel:**	Differential Effects of Aerobic Exercise, Resistance Training and Combined Exercise Modalities on Cholesterol and the Lipid Profile: Review, Synthesis and Recommendations
von:	UKActive Research Institute, Centre for Sports Science and Human Performance, University of Greenwich; Department of Sport and Exercise Sciences, Aberystwyth University; Institute of Sports, Exercise and Active Living (ISEAL), Victoria University	**DOI:**	10.1007/s40279-013-0110-5
Datum:	2013 Oct 31	**Webseite:**	PMC
Publisher:	Sports Medicine (Auckland, N.z.)		

[s76] - https://pubmed.ncbi.nlm.nih.gov/23006411/

Autor:	Ho SS, Dhaliwal SS, Hills AP, Pal S	**Titel:**	The effect of 12 weeks of aerobic, resistance or combination exercise training on cardiovascular risk factors in the overweight and obese in a randomized trial
von:	National Center for Biotechnology Information (NCBI)	**DOI:**	10.1186/1471-2458-12-704
Datum:	08/28/2012	**Webseite:**	PubMed
Publisher:	BMC Public Health		

[s77] - https://pmc.ncbi.nlm.nih.gov/articles/PMC6763680/

Autor:	Shigenori Ito	**Titel:**	High-intensity interval training for health benefits and care of cardiac diseases - The key to an efficient exercise protocol
von:	Division of Cardiology, Sankuro Hospital, Aichi-ken, Toyota, Japan	**DOI:**	10.4330/wjc.v11.i7.171
Datum:	2019 Jul 26	**Webseite:**	PubMed Central (PMC)
Publisher:	World Journal of Cardiology		

[s78] - https://pubmed.ncbi.nlm.nih.gov/22777332/

Autor:	Westcott WL	**Titel:**	Resistance training is medicine: effects of strength training on health
DOI:	10.1249/JSR.0b013e31825dabb8	**Datum:**	2012 Jul-Aug
Webseite:	PubMed	**Publisher:**	Curr Sports Med Rep

[s79] - https://pmc.ncbi.nlm.nih.gov/articles/PMC2992225/

Autor:	Sheri R Colberg, Ronald J Sigal, Bo Fernhall, Judith G Regensteiner, Bryan J Blissmer, Richard R Rubin, Lisa Chasan-Taber, Ann L Albright, Barry Braun	**Titel:**	Exercise and Type 2 Diabetes: The American College of Sports Medicine and the American Diabetes Association: joint position statement
von:	American College of Sports Medicine and the American Diabetes Association	**DOI:**	10.2337/dc10-9990
Datum:	2010 Dec	**Webseite:**	PubMed Central (PMC)
Publisher:	Diabetes Care		

[s80] - https://pmc.ncbi.nlm.nih.gov/articles/PMC6908414/

Autor:	Sheri R Colberg, Ronald J Sigal, Jane E Yardley, Michael C Riddell, David W Dunstan, Paddy C Dempsey, Edward S Horton, Kristin Castorino, Deborah F Tate	**Titel:**	Physical Activity/Exercise and Diabetes: A Position Statement of the American Diabetes Association
von:	American Diabetes Association	**DOI:**	10.2337/dc16-1728
Datum:	2016 Oct 11	**Webseite:**	PubMed Central (PMC)
Publisher:	Diabetes Care		

[s81] - https://pmc.ncbi.nlm.nih.gov/articles/PMC10460604/

Autor:	Gunjan K Ghodeshwar, Amol Dube, Deepa Khobragade	**Titel:**	Impact of Lifestyle Modifications on Cardiovascular Health: A Narrative Review
von:	National Library of Medicine (NLM)	**DOI:**	10.7759/cureus.42616
Datum:	2023 Jul 28	**Webseite:**	PubMed Central (PMC)
Publisher:	Cureus		

[s82] - https://pmc.ncbi.nlm.nih.gov/articles/PMC6481017/

Autor:	Danyang Tian, Jinqi Meng	**Titel:**	Exercise for Prevention and Relief of Cardiovascular Disease: Prognoses, Mechanisms, and Approaches
von:	Hebei Medical University	**DOI:**	10.1155/2019/3756750
Datum:	2019 Apr 9	**Webseite:**	PubMed Central (PMC)
Publisher:	Oxidative Medicine and Cellular Longevity		

[s83] - https://www.ncbi.nlm.nih.gov/books/NBK279077/

Autor:	Christian von Loeffelholz, Andreas L. Birkenfeld	**Titel:**	Non-Exercise Activity Thermogenesis in Human Energy Homeostasis
von:	MDText.com, Inc.	**Datum:**	2022/11/25
Webseite:	NCBI Bookshelf	**Publisher:**	MDText.com, Inc.

[s84] - https://pmc.ncbi.nlm.nih.gov/articles/PMC8802999/

Autor:	Jill A Kanaley, Sheri R Colberg, Matthew H Corcoran, Steven K Malin, Nancy R Rodriguez, Carlos J Crespo, John P Kirwan, Juleen R Zierath	**Titel:**	Exercise/Physical Activity in Individuals with Type 2 Diabetes: A Consensus Statement from the American College of Sports Medicine
von:	American College of Sports Medicine	**DOI:**	10.1249/MSS.0000000000002800
Datum:	2022 Feb 1	**Webseite:**	PubMed Central (PMC)
Publisher:	Medicine and science in sports and exercise		

[s85] - https://pmc.ncbi.nlm.nih.gov/articles/PMC6908414/

Autor:	Sheri R Colberg, Ronald J Sigal, Jane E Yardley, Michael C Riddell, David W Dunstan, Paddy C Dempsey, Edward S Horton, Kristin Castorino, Deborah F Tate	**Titel:**	Physical Activity/Exercise and Diabetes: A Position Statement of the American Diabetes Association
von:	American Diabetes Association	**DOI:**	10.2337/dc16-1728
Datum:	2016 Oct 11	**Webseite:**	PubMed Central (PMC)
Publisher:	Diabetes Care		

[s86] - https://pmc.ncbi.nlm.nih.gov/articles/PMC2211376/

Autor:	Kenneth G Walton, Robert H Schneider, Sanford Nidich	**Titel:**	Review of Controlled Research on the Transcendental Meditation Program and Cardiovascular Disease: Risk Factors, Morbidity, and Mortality
von:	Institute for Natural Medicine and Prevention, Maharishi University of Management	**DOI:**	10.1097/01.crd.0000113021.96119.78
Datum:	2004	**Webseite:**	PMC
Publisher:	Cardiology in review		

[s87] - https://www.nia.nih.gov/health/healthy-aging/what-do-we-know-about-healthy-aging

Titel:	What Do We Know About Healthy Aging?	**von:**	National Institute on Aging
Webseite:	National Institute on Aging		

[s88] - https://pmc.ncbi.nlm.nih.gov/articles/PMC10460604/

Autor:	Gunjan K Ghodeshwar, Amol Dube, Deepa Khobragade	**Titel:**	Impact of Lifestyle Modifications on Cardiovascular Health: A Narrative Review
von:	All India Institute of Medical Sciences, Nagpur, Apex Fertility Centre, Nagpur	**DOI:**	10.7759/cureus.42616
Datum:	2023 Jul 28	**Webseite:**	PubMed Central (PMC)
Publisher:	Cureus		

[s89] - https://pmc.ncbi.nlm.nih.gov/articles/PMC7792371/

Autor:	Jinming Fu, Yupeng Liu, Lei Zhang, Lu Zhou, Dapeng Li, Hude Quan, Lin Zhu, Fulan Hu, Xia Li, Shuhan Meng, Ran Yan, Suhua Zhao, Justina Ucheojor Onwuka, Baofeng Yang, Dianjun Sun, Yashuang Zhao	**Titel:**	Nonpharmacologic Interventions for Reducing Blood Pressure in Adults With Prehypertension to Established Hypertension
von:	Harbin Medical University	**DOI:**	10.1161/JAHA.120.016804
Datum:	2020 Sep 25	**Webseite:**	PubMed Central (PMC)
Publisher:	Journal of the American Heart Association: Cardiovascular and Cerebrovascular Disease		

[s90] - https://pmc.ncbi.nlm.nih.gov/articles/PMC3303565/

Autor:	Carly M Goldstein, Richard Josephson, Susan Xie, Joel W Hughes	**Titel:**	Current Perspectives on the Use of Meditation to Reduce Blood Pressure
DOI:	10.1155/2012/578397	**Datum:**	2012 Mar 5
Webseite:	PubMed Central (PMC)	**Publisher:**	International Journal of Hypertension

[s91] - https://pmc.ncbi.nlm.nih.gov/articles/PMC10713007/

Autor:	Fadi J Charchar, Priscilla R Prestes, Charlotte Mills, Siew Mooi Ching, Dinesh Neupane, Francine Z Marques, James E Sharman, Liffert Vogt, Louise M Burrell, Lyudmila Korostovtseva, Manja Zec, Mansi Patil, Martin G Schultz, Matthew P Wallen, Nicolás F Renna, Sheikh Mohammed Shariful Islam, Swapnil Hiremath, Tshewang Gyeltshen, Yook-Chin Chia, Abhinav Gupta, Aletta E Schutte, Britt Klein, Claudio Borghi, Colette J Browning, Marta Czesnikiewicz-Guzik, Hae-Young Lee, Hiroshi Itoh, Katsuyuki Miura, Mattias Brunström, Norm RC Campbell, Olutope Arinola Akinnibossun, Praveen Veerabhadrappa, Richard D Wainford, Ruan Kruger, Shane A Thomas, Takahiro Komori, Udaya Ralapanawa, Véronique A Cornelissen, Vikas Kapil, Yan Li, Yuqing Zhang, Tazeen H Jafar, Nadia Khan, Bryan Williams	**Titel:**	Lifestyle management of hypertension: International Society of Hypertension position paper endorsed by the World Hypertension League and European Society of Hypertension
Webseite:	PMC		

[s92] - https://pmc.ncbi.nlm.nih.gov/articles/PMC3654705/

Autor:	Matthew J Rabito, Alan David Kaye	**Titel:**	Complementary and Alternative Medicine and Cardiovascular Disease: An Evidence-Based Review
von:	Louisiana State University Health Sciences Center	**DOI:**	10.1155/2013/672097
Datum:	2013 Apr 22	**Webseite:**	PubMed Central (PMC)
Publisher:	Evidence-based Complementary and Alternative Medicine : eCAM		

[s93] - https://pmc.ncbi.nlm.nih.gov/articles/PMC4688585/

Autor:	Camila Hirotsu, Sergio Tufik, Monica Levy Andersen	**Titel:**	Interactions between sleep, stress, and metabolism: From physiological to pathological conditions
von:	Universidade Federal de São Paulo	**DOI:**	10.1016/j.slsci.2015.09.002
Datum:	2015 Sep 28	**Webseite:**	PubMed Central (PMC)

[s94] - https://www.nia.nih.gov/health/brain-health/cognitive-health-and-older-adults

Titel:	Cognitive Health and Older Adults	**von:**	National Institute on Aging (NIA)
Webseite:	National Institute on Aging		

[s95] - https://pmc.ncbi.nlm.nih.gov/articles/PMC10713007/

Autor:	Fadi J Charchar, Priscilla R Prestes, Charlotte Mills, Siew Mooi Ching, Dinesh Neupane, Francine Z Marques, James E Sharman, Liffert Vogt, Louise M Burrell, Lyudmila Korostovtseva, Manja Zec, Mansi Patil, Martin G Schultz, Matthew P Wallen, Nicolás F Renna, Sheikh Mohammed Shariful Islam, Swapnil Hiremath, Tshewang Gyeltshen, Yook-Chin Chia, Abhinav Gupta, Aletta E Schutte, Britt Klein, Claudio Borghi, Colette J Browning, Marta Czesnikiewicz-Guzik, Hae-Young Lee, Hiroshi Itoh, Katsuyuki Miura, Mattias Brunström, Norm RC Campbell, Olutope Arinola Akinnibossun, Praveen Veerabhadrappa, Richard D Wainford, Ruan Kruger, Shane A Thomas, Takahiro Komori, Udaya Ralapanawa, Véronique A Cornelissen, Vikas Kapil, Yan Li, Yuqing Zhang, Tazeen H Jafar, Nadia Khan, Bryan Williams	**Titel:**	Lifestyle management of hypertension: International Society of Hypertension position paper endorsed by the World Hypertension League and European Society of Hypertension
von:	National Library of Medicine (NLM)	**Webseite:**	PMC (PubMed Central)
Publisher:	Journal of Hypertension		

[s96] - https://pmc.ncbi.nlm.nih.gov/articles/PMC1470658/

Autor:	Ashish Sharma, Vishal Madaan, Frederick D Petty	**Titel:**	Exercise for Mental Health
von:	University of Nebraska Medical Center, Creighton University/ University of Nebraska Medical Center, Omaha VA Medical Center, Omaha, Nebraska	**DOI:**	10.4088/pcc.v08n0208a
Datum:	2006	**Webseite:**	PubMed Central (PMC)
Publisher:	Primary Care Companion to The Journal of Clinical Psychiatry		

[s97] - https://pmc.ncbi.nlm.nih.gov/articles/PMC9638701/

Autor:	Vaishnavi S Nakshine, Preeti Thute, Mahalaqua Nazli Khatib, Bratati Sarkar	**Titel:**	Increased Screen Time as a Cause of Declining Physical, Psychological Health, and Sleep Patterns: A Literary Review
von:	Jawaharlal Nehru Medical College, Datta Meghe Institute of Medical Sciences, Wardha, IND; School of Epidemiology and Public Health, Jawaharlal Nehru Medical College, Datta Meghe Institute of Medical Sciences, Wardha, IND; Jawaharlal Nehru University, Delhi, IND	**DOI:**	10.7759/cureus.30051
Datum:	2022 Oct 8	**Webseite:**	PubMed Central (PMC)
Publisher:	Cureus		

[s98] - https://pmc.ncbi.nlm.nih.gov/articles/PMC2903966/

Autor:	S Guo, LA DiPietro	**Titel:**	Factors Affecting Wound Healing
von:	University of Illinois at Chicago	**DOI:**	10.1177/0022034509359125
Datum:	2010 Mar	**Webseite:**	PubMed Central (PMC)
Publisher:	Journal of Dental Research		

[s99] - https://pmc.ncbi.nlm.nih.gov/articles/PMC10147008/

Autor:	Paulina Mikulska, Marta Malinowska, Miłosz Ignacyk, Paweł Szustowski, Joanna Nowak, Karolina Pesta, Monika Szeląg, Damian Szklanny, Eliza Judasz, Gabriela Kaczmarek, Ovinuchi Prince Ejiohuo, Magdalena Paczkowska-Walendowska, Anna Gościniak, Judyta Cielecka-Piontek	**Titel:**	Ashwagandha (Withania somnifera)—Current Research on the Health-Promoting Activities: A Narrative Review
von:	Department of Pharmacognosy, Faculty of Pharmacy, Poznań University of Medical Sciences	**DOI:**	10.3390/pharmaceutics15041057
Datum:	2023 Mar 24	**Webseite:**	PubMed Central (PMC)
Publisher:	MDPI		

[s100] - https://pmc.ncbi.nlm.nih.gov/articles/PMC4470492/

Autor:	Dan J Graham, Robert W Jeffery	**Titel:**	Predictors of nutrition label viewing during food purchase decision making: an eye tracking investigation
von:	University of Minnesota – Twin Cities	**DOI:**	10.1017/S1368980011001303
Datum:	2011 Jul 7	**Webseite:**	PMC (PubMed Central)
Publisher:	Public health nutrition		

[s101] - https://www.nhlbi.nih.gov/health/heart-healthy-living/healthy-foods

Titel:	Choose Heart-Healthy Foods	**von:**	NHLBI, NIH
Webseite:	NHLBI, NIH	**Publisher:**	National Heart, Lung, and Blood Institute (NHLBI)

[s102] - https://pmc.ncbi.nlm.nih.gov/articles/PMC3267975/

Autor:	Dan J Graham, Robert W Jeffery	**Titel:**	Location, Location, Location: Eye-Tracking Evidence that Consumers Preferentially View Prominently Positioned Nutrition Information
von:	University of Minnesota, Twin Cities	**DOI:**	10.1016/j.jada.2011.08.005
Datum:	2011 Nov	**Webseite:**	PubMed Central (PMC)
Publisher:	Journal of the American Dietetic Association		

[s103] - https://pmc.ncbi.nlm.nih.gov/articles/PMC4039409/

Autor:	EunSeok Cha, Kevin H Kim, Hannah M Lerner, Colleen R Dawkins, Morenike K Bello, Guillermo Umpierrez, Sandra B Dunbar	**Titel:**	Health Literacy, Self-efficacy, Food Label Use, and Diet in Young Adults
von:	Emory University Nell Hodgson Woodruff School of Nursing, University of Pittsburgh Psychology in Education and Business Administration in the Joseph M. Katz Graduate School of Business, Emory College, Emory University Rollins School of Public Health, Emory University School of Medicine	**DOI:**	10.5993/AJHB.38.3.2
Datum:	2014 May	**Webseite:**	PubMed Central (PMC)
Publisher:	American journal of health behavior		

[s104] - https://pmc.ncbi.nlm.nih.gov/articles/PMC10196338/

Autor:	Katherine Alaimo, Alyssa W Beavers, Eva Coringrato, Kristin Lacy, Wenjuan Ma, Thomas G Hurley, James R Hébert	**Titel:**	Community Gardening Increases Vegetable Intake and Seasonal Eating From Baseline to Harvest: Results from a Mixed Methods Randomized Controlled Trial
DOI:	10.1016/j.cdnut.2023.100077	**Datum:**	2023 Apr 15
Webseite:	PubMed Central (PMC)		

[s105] - https://pmc.ncbi.nlm.nih.gov/articles/PMC8623070/

Autor:	Laura Maria Wallnoefer, Petra Riefler, Oliver Meixner	**Titel:**	What Drives the Choice of Local Seasonal Food? Analysis of the Importance of Different Key Motives
von:	University of Natural Resources and Life Sciences, Vienna	**DOI:**	10.3390/foods10112715
Datum:	2021 Nov 6	**Webseite:**	PubMed Central (PMC)
Publisher:	MDPI		

[s106] - https://pmc.ncbi.nlm.nih.gov/articles/PMC9182982/

Autor: Dea Ziso, Ock K Chun, Michael J Puglisi
Titel: Increasing Access to Healthy Foods through Improving Food Environment: A Review of Mixed Methods Intervention Studies with Residents of Low-Income Communities
von: Department of Nutritional Sciences, University of Connecticut
DOI: 10.3390/nu14112278
Datum: 2022 May 29
Webseite: PubMed Central (PMC)
Publisher: Nutrients

[s107] - https://www.nia.nih.gov/health/healthy-eating-nutrition-and-diet/healthy-meal-planning-tips-older-adults

Titel: Healthy Meal Planning: Tips for Older Adults
von: National Institute on Aging (NIA)
Webseite: National Institute on Aging

[s108] - https://www.nhlbi.nih.gov/health/heart-healthy-living/healthy-foods

Titel: Choose Heart-Healthy Foods
von: NHLBI, NIH
Webseite: NHLBI, NIH
Publisher: National Heart, Lung, and Blood Institute(NHLBI)

[s109] - https://www.ncbi.nlm.nih.gov/books/NBK570127/

Autor: Kenneth R, Feingold
Titel: The Effect of Diet on Cardiovascular Disease and Lipid and Lipoprotein Levels
von: MDText.com, Inc.
Datum: 2024/03/31
Webseite: NCBI Bookshelf
Publisher: MDText.com, Inc.

[s110] - https://www.nlm.nih.gov/medlineplus/ency/patientinstructions/000786.htm

Titel: Facts about trans fats: MedlinePlus Medical Encyclopedia
von: National Library of Medicine
Webseite: MedlinePlus

[s111] - https://pmc.ncbi.nlm.nih.gov/articles/PMC8728510/

Autor: Kim Margarette C Nogoy, Bin Sun, Sangeun Shin, Yeonwoo Lee, Xiang Zi Li, Seong Ho Choi, Sungkwon Park
Titel: Fatty Acid Composition of Grain- and Grass-Fed Beef and Their Nutritional Value and Health Implication
DOI: 10.5851/kosfa.2021.e73
Datum: 2022 Jan 1
Webseite: PubMed Central (PMC)
Publisher: Food Science of Animal Resources

[s112] - https://pmc.ncbi.nlm.nih.gov/articles/PMC2846864/

Autor: Cynthia A Daley, Amber Abbott, Patrick S Doyle, Glenn A Nader, Stephanie Larson
Titel: A review of fatty acid profiles and antioxidant content in grass-fed and grain-fed beef
von: College of Agriculture, California State University, Chico, CA, USA; University of California Cooperative Extension Service, Davis, CA, USA
DOI: 10.1186/1475-2891-9-10
Datum: 2010 Mar 10
Webseite: PubMed Central (PMC)
Publisher: Nutrition Journal

[s113] - https://www.ncbi.nlm.nih.gov/books/NBK279012/

Autor:	Andrew Reynolds, Joanna Mitri	**Titel:**	Dietary Advice For Individuals with Diabetes
von:	MDText.com, Inc.	**Datum:**	2024/04/28
Webseite:	NCBI Bookshelf	**Publisher:**	MDText.com, Inc.

[s114] - https://pmc.ncbi.nlm.nih.gov/articles/PMC4592517/

Autor:	Vasanti S Malik, Frank B Hu	**Titel:**	Fructose and Cardiometabolic Health: What the Evidence from Sugar-Sweetened Beverages Tells Us
von:	Harvard School of Public Health	**DOI:**	10.1016/j.jacc.2015.08.025
Datum:	2015 Oct 6	**Webseite:**	PubMed Central (PMC)
Publisher:	Journal of the American College of Cardiology		

[s115] - https://pmc.ncbi.nlm.nih.gov/articles/PMC3210834/

Autor:	Vasanti S Malik, Matthias B Schulze, Frank B Hu	**Titel:**	Intake of sugar-sweetened beverages and weight gain: a systematic review1
DOI:	10.1093/ajcn/84.1.274	**Datum:**	2006 Aug
Webseite:	PubMed Central (PMC)	**Publisher:**	The American journal of clinical nutrition

[s116] - https://pmc.ncbi.nlm.nih.gov/articles/PMC6566984/

Autor:	Ghada A Soliman	**Titel:**	Dietary Fiber, Atherosclerosis, and Cardiovascular Disease
von:	City University of New York, Graduate School of Public Health and Health Policy	**DOI:**	10.3390/nu11051155
Datum:	2019 May 23	**Webseite:**	PubMed Central (PMC)
Publisher:	Nutrients		

[s117] - https://pmc.ncbi.nlm.nih.gov/articles/PMC7566180/

Autor:	Nicole White	**Titel:**	A Guide to Recommending Fiber Supplements for Self-Care
von:	School of Pharmacy and Health Professions, Creighton University, Omaha, Nebraska	**DOI:**	10.1177/1559827620947375
Datum:	2020 Aug 22	**Webseite:**	PubMed Central (PMC)
Publisher:	American Journal of Lifestyle Medicine		

[s118] - https://www.ncbi.nlm.nih.gov/books/NBK279012/

Autor:	Andrew Reynolds; Joanna Mitri	**Titel:**	Dietary Advice For Individuals with Diabetes
von:	MDText.com, Inc.	**Datum:**	2024/04/28
Webseite:	NCBI Bookshelf	**Publisher:**	National Center for Biotechnology Information, U.S. National Library of Medicine

[s119] - https://www.nia.nih.gov/health/healthy-eating-nutrition-and-diet/healthy-eating-you-age-know-your-food-groups

Titel:	Healthy Eating As You Age: Know Your Food Groups	**von:**	National Institute on Aging
Webseite:	National Institute on Aging	**Publisher:**	National Institute of Health (NIH)

[s120] - https://pmc.ncbi.nlm.nih.gov/articles/PMC9268622/

Autor:	Corina-Bianca Ioniță-Mîndrican, Khaled Ziani, Magdalena Mititelu, Eliza Oprea, Sorinel Marius Neacșu, Elena Moroșan, Denisa-Elena Dumitrescu, Adrian Cosmin Roșca, Doina Drăgănescu, Carolina Negrei	**Titel:**	Therapeutic Benefits and Dietary Restrictions of Fiber Intake: A State of the Art Review
DOI:	10.3390/nu14132641	**Datum:**	2022 Jun 26
Webseite:	PubMed Central (PMC)	**Publisher:**	Nutrients

[s121] - https://www.nhlbi.nih.gov/files/docs/public/heart/chol_tlc.pdf

Titel:	Your Guide To Lowering Your Cholesterol With TLC	**von:**	U.S. DEPARTMENT OF HEALTH AND HUMAN SERVICES, National Institutes of Health, National Heart, Lung, and Blood Institute
Datum:	December 2005	**Webseite:**	National Heart, Lung, and Blood Institute
Publisher:	NIH		

[s122] - https://www.nhlbi.nih.gov/files/docs/public/heart/new_dash.pdf

Titel:	Your Guide to Lowering Your Blood Pressure With DASH	**von:**	National Heart, Lung, and Blood Institute
Datum:	April 2006	**Webseite:**	nhlbi.nih.gov
Publisher:	National Institutes of Health		

[s123] - https://www.ncbi.nlm.nih.gov/books/NBK482514/

Autor:	Hima J. Challa, Muhammad Atif Ameer, Kalyan R. Uppaluri	**Titel:**	DASH Diet To Stop Hypertension
von:	StatPearls Publishing	**Datum:**	2023/01/23
Webseite:	NCBI Bookshelf	**Publisher:**	StatPearls Publishing

[s124] - https://pmc.ncbi.nlm.nih.gov/articles/PMC2992225/

Autor:	Sheri R Colberg, Ronald J Sigal, Bo Fernhall, Judith G Regensteiner, Bryan J Blissmer, Richard R Rubin, Lisa Chasan-Taber, Ann L Albright, Barry Braun	**Titel:**	Exercise and Type 2 Diabetes: The American College of Sports Medicine and the American Diabetes Association: joint position statement
von:	American College of Sports Medicine and the American Diabetes Association	**DOI:**	10.2337/dc10-9990
Datum:	2010 Dec	**Webseite:**	PubMed Central (PMC)
Publisher:	Diabetes Care		

[s125] - https://pmc.ncbi.nlm.nih.gov/articles/PMC10460604/

Autor:	Gunjan K Ghodeshwar, Amol Dube, Deepa Khobragade	**Titel:**	Impact of Lifestyle Modifications on Cardiovascular Health: A Narrative Review
von:	All India Institute of Medical Sciences, Apex Fertility Centre	**DOI:**	10.7759/cureus.42616
Datum:	2023 Jul 28	**Webseite:**	PubMed Central (PMC)
Publisher:	Cureus		

[s126] - https://pmc.ncbi.nlm.nih.gov/articles/PMC6378495/

Autor:	James M Rippe	**Titel:**	Lifestyle Strategies for Risk Factor Reduction, Prevention, and Treatment of Cardiovascular Disease
von:	Rippe Lifestyle Institute, Shrewsbury, Massachusetts	**DOI:**	10.1177/1559827618812395
Datum:	2018 Dec 2	**Webseite:**	PubMed Central (PMC)
Publisher:	American Journal of Lifestyle Medicine		

[s127] - https://www.nia.nih.gov/health/brain-health/cognitive-health-and-older-adults

Titel:	Cognitive Health and Older Adults	**von:**	National Institute on Aging (NIA)
Webseite:	National Institute on Aging		

[s128] - https://www.nia.nih.gov/health/healthy-aging/what-do-we-know-about-healthy-aging

Titel:	What Do We Know About Healthy Aging?	**von:**	National Institute on Aging (NIA)
Webseite:	National Institute on Aging	**Publisher:**	National Institutes of Health (NIH)

[s129] - https://www.ncbi.nlm.nih.gov/books/NBK279012/

Autor:	Andrew Reynolds, Joanna Mitri	**Titel:**	Dietary Advice For Individuals with Diabetes
von:	MDText.com, Inc.	**Datum:**	2024/04/28
Webseite:	NCBI Bookshelf	**Publisher:**	MDText.com, Inc.

[s130] - https://pmc.ncbi.nlm.nih.gov/articles/PMC10402910/

Autor:	Farhan Ahmad, Shiv H Joshi	**Titel:**	Self-Care Practices and Their Role in the Control of Diabetes: A Narrative Review
von:	Department of Community Medicine, Jawaharlal Nehru Medical College, Datta Meghe Institute of Higher Education and Research, Wardha, IND	**DOI:**	10.7759/cureus.41409
Datum:	2023 Jul 5	**Webseite:**	PubMed Central (PMC)
Publisher:	Cureus		

[s131] - https://pmc.ncbi.nlm.nih.gov/articles/PMC9441630/

Autor:	Hongjie Chen, Jiepeng Chen, Fuping Zhang, Yuanhui Li, Ronghua Wang, Qiang Zheng, Xu Zhang, Jun Zeng, Feng Xu, Yiguang Lin	**Titel:**	Effective management of atherosclerosis progress and hyperlipidemia with nattokinase: A clinical study with 1,062 participants
DOI:	10.3389/fcvm.2022.964977	**Datum:**	2022 Aug 22
Webseite:	PMC	**Publisher:**	Frontiers in Cardiovascular Medicine

[s132] - https://pmc.ncbi.nlm.nih.gov/articles/PMC2949584/

Autor:	Stephanie L Di Stasi, Toran D MacLeod, Joshua D Winters, Stuart A Binder-Macleod	**Titel:**	Effects of Statins on Skeletal Muscle: A Perspective for Physical Therapists
von:	University of Delaware	**DOI:**	10.2522/ptj.20090251
Datum:	2010 Oct	**Webseite:**	PubMed Central (PMC)
Publisher:	Physical Therapy		

[s133] -
https://www.nhlbi.nih.gov/sites/default/files/publications/Your_Guide_to_Lowering_Your_Cholesterol_with_TLC.pdf

Titel:	Your Guide to Lowering Your Cholesterol with TLC: Therapeutic Lifestyle Changes	**von:**	National Heart, Lung, and Blood Institute (NHLBI)
Datum:	February 2024	**Webseite:**	nhlbi.nih.gov
Publisher:	NIH Publication		

[s134] - https://www.nhlbi.nih.gov/education/TLC-Therapeutic-Lifestyle-Changes-Lower-Cholesterol

Titel:	Therapeutic Lifestyle Changes (TLC) To Lower Cholesterol	**von:**	NHLBI, NIH
Webseite:	NHLBI, NIH		

[s135] - https://www.nia.nih.gov/health/healthy-aging/what-do-we-know-about-healthy-aging

Titel:	What Do We Know About Healthy Aging?	**von:**	National Institute on Aging
Webseite:	National Institute on Aging	**Publisher:**	National Institute of Health (NIH)

[s136] - https://www.nhlbi.nih.gov/files/docs/public/heart/chol_tlc.pdf

Titel:	YOUR GUIDE TO Lowering Your Cholesterol With TLC	**von:**	U.S. DEPARTMENT OF HEALTH AND HUMAN SERVICES, National Institutes of Health, National Heart, Lung, and Blood Institute
Datum:	December 2005	**Webseite:**	National Heart, Lung, and Blood Institute (NHLBI)
Publisher:	National Institutes of Health		

[s137] - https://www.niddk.nih.gov/health-information/diabetes/overview/managing-diabetes

Titel:	Managing Diabetes - NIDDK	**von:**	National Institute of Diabetes and Digestive and Kidney Diseases (NIDDK)
Datum:	2024-12-27	**Webseite:**	NIDDK
Publisher:	NIDDK		

[s138] - https://www.nhlbi.nih.gov/education/TLC-Therapeutic-Lifestyle-Changes-Lower-Cholesterol

Titel:	Therapeutic Lifestyle Changes (TLC) To Lower Cholesterol	**von:**	NHLBI, NIH
Webseite:	NHLBI, NIH	**Publisher:**	National Heart, Lung, and Blood Institute

[s139] - https://www.nia.nih.gov/health/heart-health/heart-health-and-aging

Titel:	Heart Health and Aging	**von:**	National Institute on Aging (NIA)
Webseite:	National Institute on Aging	**Publisher:**	National Institutes of Health (NIH)

[s140] - https://www.nia.nih.gov/health/healthy-aging/what-do-we-know-about-healthy-aging

Titel:	What Do We Know About Healthy Aging?	**von:**	National Institute on Aging
Webseite:	National Institute on Aging	**Publisher:**	National Institute of Health

[s141] - https://www.niddk.nih.gov/health-information/kidney-disease/chronic-kidney-disease-ckd/prevention

Titel:	Preventing Chronic Kidney Disease - NIDDK	**von:**	National Institute of Diabetes and Digestive and Kidney Diseases (NIDDK)
Datum:	2024-12-13	**Webseite:**	NIDDK
Publisher:	NIDDK - National Institute of Diabetes and Digestive and Kidney Diseases		

[s142] - https://pmc.ncbi.nlm.nih.gov/articles/PMC10350749/

Autor:	Yousif AbdulRaheem, University of Baghdad, Baghdad, Iraq	**Titel:**	Unveiling the Significance and Challenges of Integrating Prevention Levels in Healthcare Practice
DOI:	10.1177/21501319231186500	**Datum:**	2023 Jul 14
Webseite:	PubMed Central (PMC)		

[s143] - https://www.nlm.nih.gov/medlineplus/ency/article/007462.htm

Titel:	Health screenings for women ages 18 to 39: MedlinePlus Medical Encyclopedia	**von:**	National Library of Medicine
Webseite:	MedlinePlus		

[s144] - https://www.nlm.nih.gov/medlineplus/ency/article/007464.htm

Titel:	Health screenings for men ages 18 to 39: MedlinePlus Medical Encyclopedia	**von:**	National Library of Medicine
Webseite:	MedlinePlus	**Publisher:**	National Institutes of Health

[s145] - https://pmc.ncbi.nlm.nih.gov/articles/PMC7889072/

Autor:	Steven S Coughlin, Marlo Vernon, Christos Hatzigeorgiou, Varghese George	**Titel:**	Health Literacy, Social Determinants of Health, and Disease Prevention and Control
von:	PubMed Central (PMC)	**Datum:**	2020 Dec 16
Webseite:	PMC	**Publisher:**	Journal of environment and health sciences

[s146] - https://www.nia.nih.gov/health/healthy-aging/what-do-we-know-about-healthy-aging

Titel:	What Do We Know About Healthy Aging?	**von:**	National Institute on Aging
Webseite:	National Institute on Aging	**Publisher:**	National Institute of Health

[s147] - https://pmc.ncbi.nlm.nih.gov/articles/PMC3326808/

Autor:	Sanjiv Kumar, GS Preetha	**Titel:**	Health Promotion: An Effective Tool for Global Health
von:	International Institute of Health Management Research, New Delhi, India	**DOI:**	10.4103/0970-0218.94009
Datum:	2012 Jan-Mar	**Webseite:**	PubMed Central (PMC)
Publisher:	Indian Journal of Community Medicine : Official Publication of Indian Association of Preventive & Social Medicine		

Bild-Quellen

Die nicht aufgelisteten Bilder stammen entweder aus eigener Erstellung oder wurden mit entsprechender Lizenz erworben. Für diese Bilder sind alle Rechte vorbehalten.

Für alle anderen, hier aufgelisteten Bilder gilt:
Keines der Bilder wurde verändert, lediglich die Auflösung wurde angepasst. In der eBook-Version wurden die Bilder zu nummerierten Collagen zusammengestellt. Alle Bilder unterliegen weiterhin ihrer ursprünglichen Lizenz und werden gemäß ihrer jeweiligen Lizenzbestimmungen verwendet. Sollten Sie Fehler bei der Zuordnung oder andere Unstimmigkeiten entdecken, kontaktieren Sie uns bitte.

Datum der finalen Bildprüfung: 2025-02-18.

Verwendete Lizenz

CC0 http://creativecommons.org/publicdomain/zero/1.0/deed.en

Bildnachweise

[i1] - 001_001_002_image_subkutanes_fett.jpeg
https://upload.wikimedia.org/wikipedia/commons/6/68/Ultrasonography_of_cryptorchidism.jpg

Date:	2018-03-12	**von:**	Mikael Häggström
License:	CC0		

[i2] - 001_001_002_image_viszerales_fett.jpeg
https://upload.wikimedia.org/wikipedia/commons/8/82/Connective_Tissue_Adipose_%2841066513194%29_%28cropped%29.jpg

Date:	2018-03-26	**von:**	Jmarchn
Künstler:	Berkshire Community College Bioscience Image Library	**License:**	CC0

[i3] - 001_002_001_image_harnsaeure.jpeg
https://upload.wikimedia.org/wikipedia/commons/c/c3/Plate_XI-_Uric_Acid_Crystals_and_Deposits_-_DPLA_-_c9bfed1cf87499b427c4fc1b5435d5fc.jpg

Date:	1899	**von:**	DPLA bot
License:	Public domain		

[i4] - 001_002_001_image_omega3fettsaeuren.jpeg
https://upload.wikimedia.org/wikipedia/commons/f/fb/Sunsplash_omega3_leinsameno.jpg

Date:	2005-08-07	**von:**	VisualBeo
Künstler:	Christian H.	**License:**	Public domain

[i5] - 001_002_003_image_blutzucker.jpeg
https://upload.wikimedia.org/wikipedia/commons/f/f7/Testing_Blood_Sugar_Levels.jpg

Date:	2015-05-20	**von:**	Laurajohnson09
Künstler:	Reversing Your Diabetes Today	**License:**	CC0

[i6] - 001_003_001_image_schilddruese.jpeg
https://upload.wikimedia.org/wikipedia/commons/a/a3/Illu_thyroid_parathyroid.jpg

Date:	2014-06-04	**von:**	CFCF
License:	Public domain		

[i7] - 002_001_001_image_loesliche_ballaststoffe.jpeg
https://upload.wikimedia.org/wikipedia/commons/3/3d/Fruit%2C_Vegetables_and_Grain_NCI_Visuals_Online.jpg

Date:	1989	**von:**	Lobo
Künstler:	Unknown authorUnknown author	**License:**	Public domain

[i8] - 002_001_001_image_bergamottextrakte.jpeg
https://upload.wikimedia.org/wikipedia/commons/7/71/6296_NRCS_projects_%2838166024904%29_%283x4%29.jpg

Date:	2017-06-28	**von:**	Nonenmac
Künstler:	USDA NRCS Montana	**License:**	Public domain

[i9] - 002_001_001_image_phytosterole.jpeg
https://upload.wikimedia.org/wikipedia/commons/5/5e/Stigmasterin_molecule_spacefill.png

Date:	2011-08-04	**von:**	Jynto
License:	CC0		

[i10] - 002_001_002_image_quinoa.jpeg
https://upload.wikimedia.org/wikipedia/commons/a/af/Bolivian_quinoa_%281%29.jpg

Date:	2024-04-09	**von:**	Fumikas Sagisavas
License:	CC0		

[i11] - 002_001_002_image_huelsenfrucht.jpeg
https://upload.wikimedia.org/wikipedia/commons/e/e7/Various_legumes.jpg

Date:	2013-12-13	**von:**	FarnhamJ
Künstler:	Keith Weller, Agricultural Research Service, USDA	**License:**	Public domain

[i12] - 002_001_003_image_haferflocken.jpeg
https://upload.wikimedia.org/wikipedia/commons/9/97/Rolled_oats.jpg

Date:	2006-06-11	**von:**	Serg!o
Künstler:	en:user:Hankwang	**License:**	Public domain

[i13] - 002_001_003_image_kurzkettige_fettsaeuren.jpeg
https://upload.wikimedia.org/wikipedia/commons/2/2a/Acido_formico_struttura_modello.png

Date:	2006-03-30	**von:**	Javier martin
License:	Public domain		

[i14] - 002_001_003_image_leinsamen.jpeg
https://upload.wikimedia.org/wikipedia/commons/8/84/Linum_usitatissimum%2C_Findlay_Township%2C_2024-10-22.jpg

Date:	2024-10-22	**von:**	Cbaile19
License:	CC0		

[i15] - 002_002_001_image_blanchieren.jpeg
https://upload.wikimedia.org/wikipedia/commons/e/e9/Blanched_almonds.jpg

Date:	2009-10-26	**von:**	Nadiatalent
License:	Public domain		

[i16] - 002_002_001_image_daempfen.jpeg
https://upload.wikimedia.org/wikipedia/commons/e/e7/Steam-boiling_green_asparagus.jpg
Date: 2018-05-03 **von:** W.carter
License: CC0

[i17] - 002_002_001_image_pochieren.jpeg
https://upload.wikimedia.org/wikipedia/commons/d/dd/Poaching_salmon.jpg
Date: 2015-03-28 **von:** Democfest
Künstler: Caff Williams **License:** CC0

[i18] - 002_002_001_image_sous_vide.jpeg
https://upload.wikimedia.org/wikipedia/commons/9/9f/RCA_%E2%80%99808%E2%80%99_Power_Vacuum_Tube.jpg
Date: 2007-12-12 **von:** Laitche
Künstler: Ikeda Masaki **License:** Public domain

[i19] - 002_002_002_image_pflanzenbasierte_ernaehrung.jpeg
https://upload.wikimedia.org/wikipedia/commons/4/4e/Vegetarian_diet.jpg
Date: 2006-03-20 **von:** Dbenbenn
Künstler: Scott Bauer, USDA ARS **License:** Public domain

[i20] - 002_002_002_image_transfette.jpeg
https://upload.wikimedia.org/wikipedia/commons/d/d4/Avoiding_Trans_Fat.png
Date: 2015-06-11 **von:** Reginarolague
Künstler: The U.S. Food and Drug Administration **License:** Public domain

---

[i21] - 002_002_002_image_mediterrane_kueche.jpeg
https://upload.wikimedia.org/wikipedia/commons/e/e1/%D8%B4%D8%AE%D8%B4%D9%88%D8%AE%D8%A9_%D8%A8%D8%B3%D9%83%D8%B1%D9%8A%D8%A9.jpg
Date: 2016-01-07 **von:** Plwnt
License: CC0

[i22] - 002_002_003_image_zitrusfruechte.jpeg
https://upload.wikimedia.org/wikipedia/commons/e/e0/Citrus_fruits.jpg
Date: 2005-01-15 **von:** MarkSweep
Künstler: Scott Bauer, USDA **License:** Public domain

[i23] - 002_003_001_image_mahlzeitenersatzprodukte.jpeg
https://upload.wikimedia.org/wikipedia/commons/6/67/Dietary_supplements%2C_fact_vs._fiction_160922-F-DB969-018.jpg
Date: 2016-09-22 **von:** Fae
Künstler: Airman 1st Class Daniel Brosam **License:** Public domain

---

[i24] - 002_003_001_image_ernaehrungsberater.jpeg
https://upload.wikimedia.org/wikipedia/commons/b/b6/US_Navy_081114-N-8546L-198_Lt._Amit_Sood%2C_a_clinical_dietitian_at_U.S._Naval_Hospital_Yokosuka%2C_teaches_the_crew_of_the_amphibious_command_ship_USS_Blue_Ridge_%28LCC_19%29_about_healthy_living_through_maintaining_a_well_balanced_di.jpg
Date: Taken **von:** BotMultichillT
Künstler: U.S. Navy photo by Mass Communication Specialist 2nd Class Peter D. Lawlor **License:** Public domain

---

[i25] - 002_003_003_image_einkaufsliste.jpeg
https://upload.wikimedia.org/wikipedia/commons/b/b6/Shopping_list_id_231129.jpg
Date: 2023-11-29 **von:** Creutzen
License: CC0

[i26] - 002_003_003_image_natrium.jpeg
https://upload.wikimedia.org/wikipedia/commons/8/8c/Sodium.jpg

Date:	2009-03-23	**von:**	Greenhorn1~commonswiki
Künstler:	Greenhorn1	**License:**	Public domain

[i27] - 002_003_003_image_portionsgroesse.jpeg
https://upload.wikimedia.org/wikipedia/commons/d/dd/USDA_Eat_Healthy_Food_Group_Gallery_serving_size_half_cup_%28125mL%29_of_fruit_cocktail.jpg

Date:	20 November 2020	**von:**	WhatamIdoing
Künstler:	United States Department of Agriculture	**License:**	Public domain

[i28] - 002_003_003_image_zwischenmahlzeit.jpeg
https://upload.wikimedia.org/wikipedia/commons/a/a1/Snack-Les-Super-Minis.png

Date:	2025-01-12	**von:**	DrewKllr
License:	CC0		

[i29] - 003_001_001_image_triglyceride.jpeg
https://upload.wikimedia.org/wikipedia/commons/8/8e/Triglyceride-3D-spacefill.png

Date:	2020-08-14	**von:**	Hoa112008
License:	Public domain		

[i30] - 003_002_001_image_lunge.jpeg
https://upload.wikimedia.org/wikipedia/commons/d/dc/Human_Lung_Airway_Chip_%2846558399795%29.png

Date:	2019-03-26	**von:**	Netha Hussain
Künstler:	National Center for Advancing Translational Sciences	**License:**	Public domain

[i31] - 003_002_001_image_hiit.jpeg
https://upload.wikimedia.org/wikipedia/commons/5/51/Oscar_Company_%E2%80%93_Incentive_Training_%E2%80%93_Jan._26%2C_2016_160126-M-RK242-075.jpg

Date:	Taken	**von:**	Fae
Künstler:	Lance Cpl. Aaron Bolser	**License:**	Public domain

[i32] - 003_002_003_image_gartenarbeit.jpeg
https://upload.wikimedia.org/wikipedia/commons/a/a4/Gardening_products_in_2004_France.jpg

Date:	11 January 2000	**von:**	Syced
License:	CC0		

[i33] - 003_002_003_image_treppensteigen.jpeg
https://upload.wikimedia.org/wikipedia/commons/5/55/Woman_climbing_stairs_%28rbm-QP301M8-1887-487a~12%29.jpg

Date:	1884/1886	**von:**	Fae
Künstler:	Muybridge, Eadweard, 1830-1904	**License:**	Public domain

[i34] - 003_002_003_image_dehnuebung.jpeg
https://upload.wikimedia.org/wikipedia/commons/c/cf/-ecyber18_PE_WILLISON_%2842020235535%29.jpg

Date:	2018-06-20	**von:**	Tyler ser Noche
Künstler:	U.S. Army RDECOM	**License:**	Public domain

[i35] - 003_002_003_image_kniebeuge.jpeg
https://upload.wikimedia.org/wikipedia/commons/6/6e/Marine_Corps_officer_candidate_participate_in_physical_training.jpg

Date:	2019-07-29	**von:**	GreenMeansGo
Künstler:	U.S. Marine Corps photo by Lance Cpl. Phuchung Nguyen	**License:**	Public domain

[i36] - 003_003_001_image_meditation.jpeg
https://upload.wikimedia.org/wikipedia/commons/0/00/Meditation_Focus_Point.jpg

Date:	2024-12-12	**von:**	Bondigoldwiki
License:	CC0		

[i37] - 003_003_001_image_tai_chi.jpeg
https://upload.wikimedia.org/wikipedia/commons/c/ca/Haikou_People%27s_Park_-_people_practicing_t%27ai_chi_ch%27uan_%28tai_chi%29_-_01.jpg

Date:	2012-04-17	**von:**	Anna Frodesiak
License:	CC0		

[i38] - 003_003_001_image_yoga.jpeg
https://upload.wikimedia.org/wikipedia/commons/f/fc/Yoga_Room_-_23_RAW-Export_%28Sergej_Majboroda_via_Poly_Haven%29.png

Date:	08.3.2023	**von:**	PantheraLeo1359531
Künstler:	https://polyhaven.com/all?a=Sergej%20Majboroda	**License:**	CC0

[i39] - 003_003_002_image_blutdruck.jpeg
https://upload.wikimedia.org/wikipedia/commons/c/c6/Blood_pressure_monitoring.jpg

Date:	2019-06-26	**von:**	Netha Hussain
Künstler:	rawpixel.com	**License:**	CC0

[i40] - 003_003_003_image_ernaehrung.jpeg
https://upload.wikimedia.org/wikipedia/commons/d/db/Nutrition.jpg

Date:	2024-10-28	**von:**	Swetha Ramalingam
Künstler:	Santhosh	**License:**	CC0

[i41] - 004_001_001_image_zucker.jpeg
https://upload.wikimedia.org/wikipedia/commons/3/3c/Sucre_blanc_cassonade_complet_rapadura.jpg

Date:	2006-08-26	**von:**	Kittycataclysm
Künstler:	Romain Behar	**License:**	Public domain

[i42] - 004_001_001_image_gesaettigte_fettsaeuren.jpeg
https://upload.wikimedia.org/wikipedia/commons/f/fe/Nutrition_Facts_label_with_94%25_saturated_fat_per_serving.jpg

Date:	2014-04-17	**von:**	B137
License:	CC0		

[i43] - 004_001_003_image_nuesse.jpeg
https://upload.wikimedia.org/wikipedia/commons/a/ae/Pecans%2C_hazelnuts%2C_walnuts%2C_almonds%2C_Brazil_nuts_on_a_table_with_logs_2.jpg

Date:	2016-12-22	**von:**	Baileynorwood
License:	CC0		

[i44] - 004_001_003_image_rapsoel.jpeg
https://upload.wikimedia.org/wikipedia/commons/3/32/Olew_r%C3%AAp_Blodyn_Aur.jpg

Date:	2024-08-22	**von:**	Stefanik
License:	CC0		

[i45] - 004_001_003_image_samen.jpeg
https://upload.wikimedia.org/wikipedia/commons/e/e7/Phaseolus_vulgaris_seed.jpg

Date:	2005-03-18	**von:**	Taragui
License:	Public domain		

[i46] - 004_001_003_image_olivenoel.jpeg
https://upload.wikimedia.org/wikipedia/commons/9/9e/Olive_Oil_%28Unsplash%29.jpg

Date:	2016-09-27	**von:**	Fae
Künstler:	robertina	**License:**	CC0

[i47] - 004_002_003_image_vollkornprodukte.jpeg
https://upload.wikimedia.org/wikipedia/commons/f/f5/QuinoaGrains.jpg

Date:	2008-04-09	**von:**	Ben pcc
Künstler:	User:Ben_pcc	**License:**	Public domain

[i48] - 004_002_003_image_apfel.jpeg
https://upload.wikimedia.org/wikipedia/commons/1/19/Tree_with_red_apples_in_Barkedal_4.jpg

Date:	2018-09-01	**von:**	W.carter
License:	CC0		

[i49] - 005_001_001_image_avocado.jpeg
https://upload.wikimedia.org/wikipedia/commons/1/1d/Persea_americana_from_Canadian_supermarket.jpg

Date:	2021-03-31	**von:**	Wilfredor
Künstler:	Wilfredo Rafael Rodriguez Hernandez	**License:**	CC0

[i50] - 005_001_001_image_gemuese.jpeg
https://upload.wikimedia.org/wikipedia/commons/9/97/Child_working_selling_vegetables_in_downtown_Maracaibo.jpg

Date:	2013-03-16	**von:**	Wilfredor
License:	CC0		

[i51] - 005_001_003_image_entspannungstechniken.jpeg
https://upload.wikimedia.org/wikipedia/commons/2/28/Gustave_Courbet_027.jpg

Date:	2020-07-07	**von:**	Pyb
License:	Public domain		

[i52] - 005_001_003_image_stress.jpeg
https://upload.wikimedia.org/wikipedia/commons/6/62/Canva_-_Woman_Feeling_Emotional_Stress.jpg

Date:	2016-07-04	**von:**	Carovinc2
Künstler:	MismibaTinasheMadando	**License:**	CC0

[i53] - 005_002_002_image_leistungsfaehigkeit.jpeg
https://upload.wikimedia.org/wikipedia/commons/f/f1/Human_Performance_Program_maximizes_Soldier_physical_fitness_140919-A-KJ310-001.jpg

Date:	Taken	**von:**	Fae
Künstler:	Capt. Thomas Cieslak	**License:**	Public domain

[i54] - 005_003_001_image_mediterrane_diaet.jpeg
https://upload.wikimedia.org/wikipedia/commons/8/8b/Michael_Taylor_and_colleagues_visit_the_farm_stand_owned_by_the_Spear_family_in_Waldoboro.jpg

Date:	2013-08-18	**von:**	Darlenefrivera
Künstler:	The U.S. Food and Drug Administration	**License:**	Public domain

[i55] - 005_003_002_image_blutdruckmessung.jpeg
https://upload.wikimedia.org/wikipedia/commons/7/74/High_diastolic_blood_pressure_measurement_of_a_person_who_stood_up_after_waking_up.jpg

Date:	2024-04-05	**von:**	YitzhakNat
License:	CC0		

[i56] - 005_003_003_image_gesundheitswesen.jpeg
https://upload.wikimedia.org/wikipedia/commons/3/3f/FEMA_-_18213_-_Photograph_by_Robert_Kaufmann_taken_on_10-25-2005_in_Louisiana.jpg

Date:	2005-10-25	**von:**	BotMultichillT
Künstler:	Robert Kaufmann	**License:**	Public domain

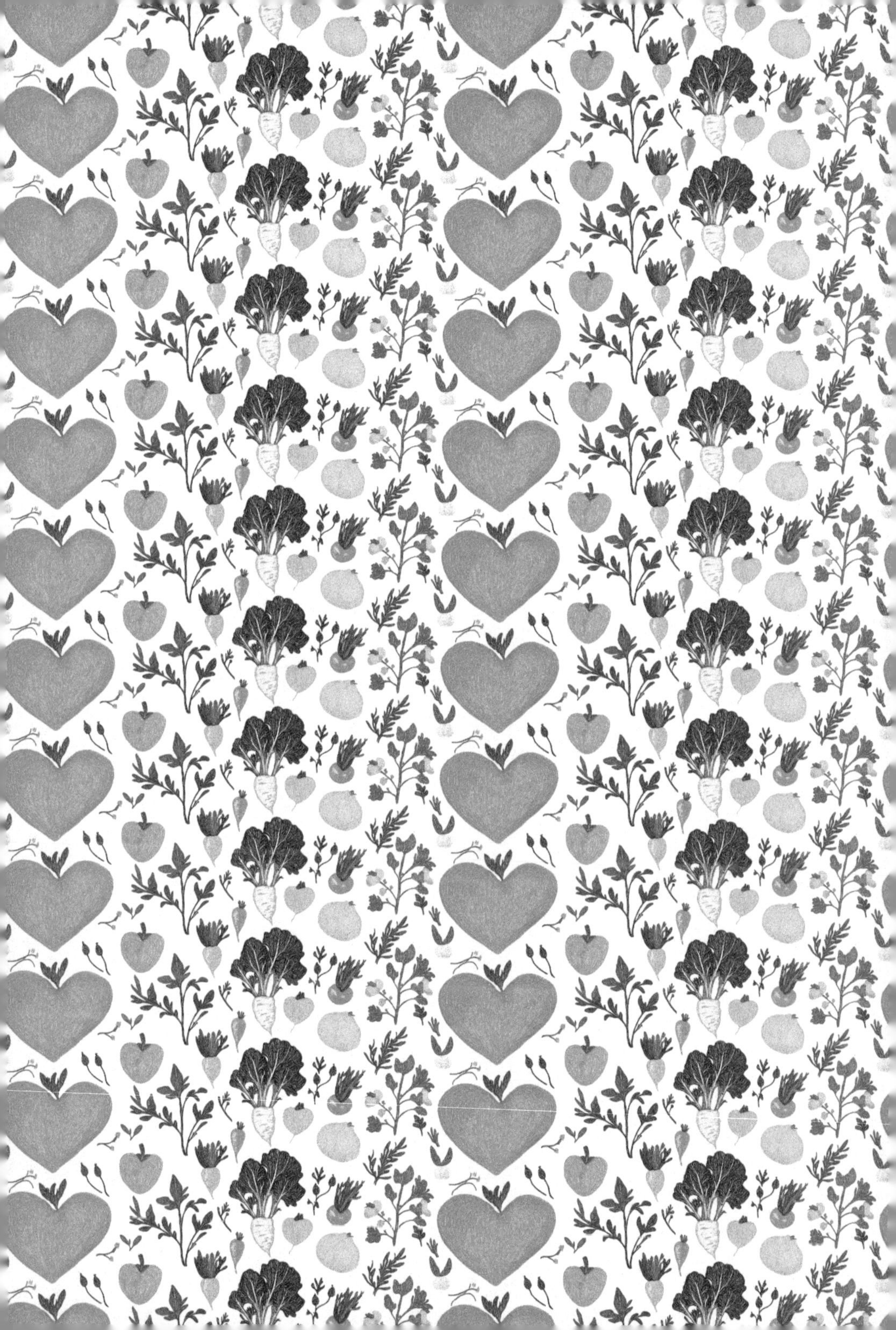

FSC
www.fsc.org
MIX
Papier | Fördert gute Waldnutzung
FSC® C083411

Kolibri 360 GmbH
Ferdinand-Jühlke-Straße 7
99095 Erfurt, Deutschland
produktsicherheit@kolibri360.de